Dʳ Edmond BOMPARD

PÉRITONITES AIGUËS

d'origine vésiculaire

(SANS PERFORATION DE LA VÉSICULE)

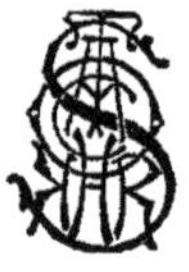

A. STORCK & Cⁱᵉ, IMPRIMEURS-ÉDITEURS
—❖ LYON ❖—
PARIS, 16, rue de Condé, près l'Odéon
—
1903

Dr Edmond BOMPARD

PÉRITONITES AIGUËS

d'origine vésiculaire

(SANS PERFORATION DE LA VÉSICULE)

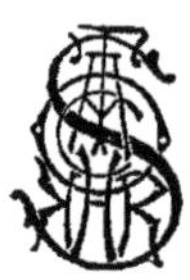

A. STORCK & Cie, IMPRIMEURS-ÉDITEURS

— LYON —

PARIS, 16, rue de Condé, près l'Odéon

1903

A MES PARENTS

A MES AMIS

A Monsieur le Professeur TRIPIER.

Professeur d'anatomie pathologique
Chevalier de la Légion d'Honneur

A Monsieur le Professeur agrégé PAVIOT

Médecin des Hôpitaux

INTRODUCTION

———

Si en présence d'un malade présentant les graves symptômes d'une péritonite aiguë généralisée, le médecin n'hésite pas un seul instant sur son diagnostic, il n'en est pas de même, quand il s'agit de remonter à la cause de cette redoutable affection. En effet, on sait que seul le diagnostic étiologique peut donner lieu à une intervention utile. Aussi s'est-on attaché beaucoup à cette étude, et suivant les temps, l'attention a été portée vers certains organes, à l'exclusion des autres. Chacun d'eux a pris à son tour une place prépondérante. C'est ainsi que chez la femme, on a pendant longtemps mis en cause presque exclusivement les organes génitaux ; puis est venue l'appendicite, et c'est surtout à cette affection qu'on a rattaché toutes les péritonites aiguës, dont l'observation était muette ou incertaine au sujet de l'étiologie. Péritonite est presque devenue synonyme d'appendicite.

Cependant il est d'autres organes dans la cavité péritonéale, qui par leurs lésions peuvent devenir d'un voisinage dangereux pour la séreuse. On connaît les perforations de l'estomac, celles de l'intestin et de la vésicule biliaire enflammée. On a montré, au sujet de ces dernières, la difficulté qu'il y avait quelquefois à les distinguer des perforations de l'appendice.

Il semble donc qu'on ait maintenant tendance à élargir le cadre de l'étiologie de la péritonite et à y faire rentrer toutes les affections qui peuvent la déterminer. Si des faits arrivent moins souvent, ce n'est pas une raison pour les méconnaître ; ceux qui sont les plus rares doivent être aussi présents à l'esprit du clinicien, car il suffira souvent de penser à l'un d'eux, pour ne pas le laisser passer inaperçu.

On accorde à la cholécystite le pouvoir de déterminer la péritonite par perforation de ses parois. Mais on ne paraît guère avoir observé, peut-être parce qu'on n'en était pas prévenu, la péritonite provoquée par le passage des microbes à travers les parois de la vésicule, sans qu'il y ait de perforation, ainsi que cela a été si souvent décrit pour l'appendicite. M. Paviot a pu suivre complètement dans son service du Perron une malade, dont nous résumerons ici l'observation, qui servira de base à notre sujet : Une femme entrée à l'hospice du Perron a présenté dans les premiers temps de son séjour à l'hospice, des douleurs dans l'hypocondre droit, qualifiées de coliques hépatiques par le médecin qui faisait le service. Quelques anneés après, pendant lesquelles la malade ne présente plus rien d'anormal, apparaissent de nouveau des accidents, qui attirent l'attention du côté du foie. Ce sont surtout des douleurs qui apparaissent dans le côté droit de l'abdomen, quelquefois dans l'hypocondre, d'autres fois dans la fosse iliaque ; on les voit aussi à l'épigastre. Ces douleurs qui constituent le plus souvent le seul symtôme dont se plaint la malade, sont accompagnées quelquefois d'accidents comme l'ictère qui se montre à plusieurs reprises et les vomissements. Pendant ces accidents, la température est à peine élevée un peu au-dessus de la normale. Mais un jour, après avoir passé quelques mois sans ressentir de douleurs, la malade se plaint de nouveau de crises douloureuses dans l'hypocondre droit. Elle a vomi, et cette fois-ci, la température est montée à 39°. Le lendemain les symptômes s'aggravent, le facies de la malade est pâle, un peu ictérique, les traits sont tirés, des vomissements fréquents sans caractères particuliers apparaissent ; la température est de 39° 4 ; le ventre reste souple et ne fait pas penser à une péritonite. Cependant, c'est au milieu des symptômes précédents que la malade meurt pendant la nuit suivante.

L'ensemble des symptômes qu'avait présentés la malade ne semblait pas être assez tranché pour favoriser un diagnostic. Cependant M. Paviot qui avait connaissance des faits dont nous avons parlé plus haut pensa que la mort était due à une péritonite aiguë généralisée provoquée par l'inflammation de la vésicule biliaire. L'autopsie confirma le diagnostic ; l'ouverture de la cavité abdominale montra en effet les lésions de la péritonite aiguë et une grosse vésicule remplie de pus et ne présentant en aucun point de traces de perforation.

M. Paviot a pensé qu'il serait bon de rassembler les quelques cas qui lui étaient connus ou qu'on trouverait dans les auteurs, et d'en tirer quelques considérations, qui pourraient servir à les reconnaître, quand ils se présenteraient de nouveau. C'est donc la péritonite aiguë généralisée provoquée par l'inflammation de la vésicule sans perforation qui fera l'objet de cette étude, dans laquelle nous nous efforcerons de développer les idées de notre maître aussi clairement qu'il nous les a exposées.

C'est à lui qu'appartient tout ce qu'on trouvera d'original

dans cette thèse ; car M. Paviot ne nous en a pas seulement inspiré le sujet, mais par sa collaboration de tous les
instants, il nous a facilité une tâche que nous n'aurions pu
mener à bien, livré à nos propres ressources. Les remercie-
ments que nous le prions d'accepter aujourd'hui, nous les
devons au maître et au médecin, car nous n'oublions pas
la bonté avec laquelle il nous a reçu, quand nous lui avons
demandé d'apporter les secours de la science à un être qui
nous est cher.

A M. le professeur Tripier nous adressons l'hommage
respectueux de notre reconnaissance, pour le grand honneur
qu'il nous fait en acceptant la présidence de notre thèse.

Notre excellent ami M. André Flaissier, externe des
hôpitaux, pour mettre à notre disposition sa connaissance
des langues étrangères, n'a pas craint de sacrifier un temps
que la préparation d'un concours rendait précieux. Nous
sommes heureux que cette circonstance nous permette, tout
en le remerciant, de lui témoigner les sentiments d'amitié
que nous éprouvons envers lui.

Après quelques mots sur l'historique de la question, nous
ferons connaître les observations que nous avons pu recueil-
lir et nous décrirons ensuite d'après elles l'anatomie pathologique des lésions. Nous étudierons ensuite la physiologie
pathologique, et après avoir exposé la symptomatologie,
nous terminerons par le diagnostic différentiel avec les
autres affections pouvant se compliquer de péritonite aiguë
généralisée ; diagnostic constituant un des points les plus
importants de la question, puisqu'il permet d'établir un
pronostic et surtout d'instituer à temps un traitement utile.

CHAPITRE PREMIER

Historique.

Les recherches que nous avons faites à propos du sujet de notre thèse, ont été presque complètement infructueuses. À peine deux traités classiques en ont-ils dit un mot. M. Dupré, dans le traité de médecine de Brouardel et Gilbert (1), dit à propos des péritonites par perforation de la vésicule biliaire : « Quelquefois le processus spécifique de cholécystite ulcéreuse ne va pas jusqu'à la perforation véritable, mais la lésion a tellement aminci les tuniques du réservoir que celles-ci sont d'une ténacité quasi poreuse, qui laisse passer la bile infectée. Il s'ensuit alors une péritonite par transsudation. »

M. Guinard, dans le traité de chirurgie de Le Dentu et Delbet (2), dit que dans certaines circonstances le bacterium coli peut traverser les parois intestinales ou biliaires et venir ensemencer le péritoine, sans la moindre perforation de ces parois.

(1) DUPRÉ: Articles Péritonites, in *Traité de médecine* de BROUARDEL et GILBERT, tome IV, page 801.

(2) GUINARD: Article Péritonites, in *Traité de chirurgie* de LE DENTU et DELBET, tome VII, page 246.

Dans son précis de pathologie interne, M. Dieulafoy (1),
dit aussi : « C'est le coli-bacille qui est l'agent essentiel
du travail ulcéro-perforant, et il y a même des cas, ici
comme dans l'appendicite, où les agents infectieux empri-
sonnés dans ces alvéoles transformés en cavités closes,
traversent les parois de la vésicule et vont répandre au loin
l'infection péritonéale, sans que la perforation préalable
des parois soit nécessaire. »

Enfin M. Adenot, dans ses articles du *Lyon médical* (2)
sur la cholécystite à forme d'appendicite, signale la péritonite par propagation : « Cette péritonite, dit-il, peut prendre les allures tapageuses de la péritonite par perforation. »
Et il donne comme exemple une observation de M. Gérard-
Marchand, que nous exposerons plus loin et où les symptômes
de péritonite généralisée sont dus à la propagation de l'infection des voies biliaires.

Nous avons d'autre part dirigé nos recherches dans les
publications allemandes et celles-ci ne nous ont pas fourni
plus de détails. Dans son *Encyclopédie*, Nothnagel, qui
consacre un article aux péritonites par propagation, parle
de celles qui surviennent au cours de la fièvre typhoïde,
des hernies étranglées, mais on ne trouve pas citées les
péritonites d'origine vésiculaire sans perforation. Nous
avons cependant trouvé dans un travail de M. Kehr une
observation que nous exposerons plus loin et à propos de
laquelle le chirurgien allemand dit qu'il pense dans ce cas
que l'infection vésiculaire s'est propagée à la séreuse péri-

(1) DIEULAFOY : *Précis de path. interne*, Article Péritonite, tome II,
page 838.

(2) ADENOT : La cholécystite à forme d'appendicite (*Lyon médical*, 17
et 24 février 1901).

tonéale à travers les trois couches des parois du cholécyste. Cependant il ajoute que des cas semblables doivent être extrêmement rares. Il n'est pas étonnant de voir M. Kehr affirmer ce qui précède, si on songe à la pathogénie à laquelle, avec tous les auteurs allemands depuis les travaux de Naunyn et de son école, il rapporte tous les phénomènes qui constituent le syndrome coliques hépatiques. Pour M. Kehr, tous ces phénomènes sont dus à l'inflammation de la vésicule biliaire, « soit que cette inflammation produise l'hydropisie passagère de la vésicule et la distension de ses parois, soit qu'elle détermine la migration du calcul (1) ». L'auteur ne fait nullement entrer le péritoine dans cette pathogénie ; il signale seulement que dans quelques cas la séreuse peut s'infecter localement, ce qui a l'air d'augmenter l'intensité des douleurs. Et ce qui fait bien voir qu'il fait peu de cas de la participation du péritoine, c'est qu'à propos du diagnostic, il cherche à établir une différence entre la cholécystite aiguë et la péritonite, disant que ces deux affections se ressemblent dans quelques cas. M. Kehr signale à ce propos des cholécystites avec un peu de ballonnement du ventre, pouls filiforme et fréquent, qui se distingueraient de la péritonite par l'ictère et la localisation des douleurs dans l'hypocondre droit. Or, il nous paraît certain, à nous qui sommes persuadé de la pathogénie péritonitique de la colique hépatique, que les symptômes observés dans ce cas-là *sont justement ceux qui traduisent l'invasion plus ou moins étendue du péritoine par les microbes qui ont infecté la vésicule.*

Nous avons parcouru aussi avec grand soin la thèse de

(1) Kehr (H.): *Anleitung zur Erlernung der Diagnostik der Cholelithiasis*, 1899, Fischer, Berlin.

M. Kauffmann (1), qui a été un des défenseurs les plus énergiques de la pathogénie allemande de la colique hépatique
en France, et nous n'y avons pas trouvé signalée la possibilité de la péritonite aiguë d'origine vésiculaire sans perforation. De même nous avons parcouru tous les travaux des
chirurgiens français sur la cholécystite, Longuet (2),
Mignot (3), Mossé (4), etc..., et nulle part nous n'avons
trouvé non seulement des faits de cette nature, mais encore
nous n'avons pas vu ces auteurs indiquer d'une façon précise leur possibilité.

On voit donc par cet aperçu historique que peu d'auteurs
font mention des faits que nous voulons exposer aujourd'hui.
Ceci peut tenir à deux raisons : la première c'est que les faits
qui nous occupent seraient d'une grande rareté, la seconde
est qu'ils arriveraient plus souvent qu'on ne le pense, mais
on les attribuerait à une autre origine qu'à la vésicule.
Or, en faisant nos recherches, nous nous sommes bien
rendu compte que ces deux raisons viennent expliquer la
rareté de ces faits : ils sont rares d'une façon absolue et
rares aussi parce qu'on ne les rapporte pas toujours à leur
véritable origine. Nous nous étendrons d'ailleurs plus longuement sur ces considérations à notre chapitre de diagnostic.

(1) KAUFFMANN: *Le syndrome coliques hépatiques, étude pathogénique
et clinique.* (Thèse de Paris 1900.)

(2) LONGUET: *Traitement chirurgical de l'angiocholécystite non calculeuse.* (Thèse de Paris, 1896.)

(3) MIGNOT: *Recherches expérimentales et anatomiques sur les cholécystites.* (Thèse de Paris, 1896.)

(4) MOSSÉ: *Accidents de la lithiase biliaire.* (Thèse d'agrégation, Paris,
1880.)

CHAPITRE II

Observations.

OBSERVATION I (inédite)
(due à l'obligeance de M. Paviot).

C..., Sophie, soixante-six ans, cuisinière, entre à l'hospice du Perron le 2 décembre 1890. Son père est mort à soixante-six ans probablement d'un accident, sa mère à soixante-huit ans, d'une affection inconnue. Elle appartient à une famille de sept enfants. Deux de ses sœurs sont mortes, l'une de fièvre typhoïde à dix-huit ans, l'autre à soixante-neuf ans de maladie indéterminée, un frère de la malade est mort à vingt-sept ans, probablement de tuberculose pulmonaire. Trois enfants sont encore vivants et bien portants.

A vingt ans la malade a eu une fièvre typhoïde à la suite de laquelle persiste une prédisposition aux refroidissements. A vingt-sept ans autre affection aiguë ayant duré trois mois ; la malade croit se rappeler qu'il s'agissait d'un refroidissement. Réglée à vingt ans d'une manière toujours régulière mais peu abondante. Mariée à vingt-neuf ans elle a eu trois enfants bien portants. Le mari est mort à cinquante-neuf ans d'affection inconnue.

Peut-être la malade a-t-elle eu une hémoptysie dans le service en juillet 1891 ; cependant elle raconte qu'elle a vomi et non craché le sang et que cette hématémèse lui survint après un coup violent reçu dans le creux épigastrique.

Elle croit également se rappeler qu'en 1870, elle aurait vomi du sang.

Actuellement au poumon, on ne note pas de traces d'induration ni de râles ; rien au cœur. Les réflexes sont exagérés ; pas de troubles de la sensibilité. Les genoux sont un peu gros et à gauche on décèle quelques douleurs et de petits craquements dans les grands mouvements provoqués.

Les digestions sont bonnes ; constipation ordinaire. Les urines sont normales.

La malade est complètement aveugle.

13 mai 1898. — Rien aux poumons ni au cœur. Troubles vasculaires des extrémités : teinte rouge des extrémités inférieures et couperose de la face.

13 mars 1899. — Légère affection aiguë.

5 septembre 1901. — Depuis trois jours la malade éprouve dans tout le flanc droit, une douleur qui est née lentement pendant une nuit, empêchant le sommeil. Hier les douleurs étaient devenues assez aiguës, et la nuit passée la malade a vomi. Elle n'est pas ictérique.

La douleur s'irradie à l'aine droite. Cependant à la palpation tout l'hypocondre droit est douloureux ; il y a deux points de douleur maxima : le creux épigastrique et la fosse iliaque droite.

La malade n'a pas présenté d'anurie ni de diminution des urines depuis l'apparition de la douleur. Les urines n'ont pas été examinées mais vont l'être. Pas d'hématurie. Dans les antécédents de la malade, on note qu'elle a reçu un coup violent au sein gauche. Vomissements sanguins abondants. On note aussi dans ses antécédents des douleurs dans l'hypocondre droit, qualifiées par un médecin du Perron de coliques hépatiques. La douleur à ce moment fut peut-être un peu moins violente qu'aujourd'hui et le ventre, au dire de la malade, fut gros et dur.

Le toucher vaginal donne à la pression latérale droite un peu de sensibilité qui n'existe pas à gauche. La température n'a pas été prise.

9 septembre. — La température est de 37°6 le matin, 38° le soir. Les douleurs abdominales diminuent ; elles persistent encore assez marquées au creux épigastrique et dans un point qui répond à peu près à celui de Mac Burney. La langue est encore saburrale ; enfin les douleurs ont suffisamment diminué pour que la malade ait pu dormir.

13 septembre. — Depuis deux ou trois jours, la malade a éprouvé une douleur accompagnée d'éruption de boutons dans une région limitée en haut par la crête iliaque droite et occupant toute la partie externe de la région de la hanche du même côté. La limite supérieure de cette éruption se fait très nettement suivant un plan transversal qui répond à la ligne biiliaque et arrive en avant à peu près à égale distance du pubis et de l'ombilic. A sa partie inférieure, l'éruption n'a pas une limite aussi tranchée et présente des dentelures. Les éléments éruptifs sont disposés en groupes, ceux-ci paraissant chacun être nés à une époque différente. C'est ainsi que dans un groupe on voit des vésicules remplies d'un liquide violacé, dans un autre les vésicules sont rouges. Au niveau de cette vaste surface d'éruption zostérienne, le pincement de la peau est très douloureux et la piqûre est perçue plus vivement. Les douleurs de l'hypocondre droit, du creux épigastrique ont disparu. Il persiste au point de Mac Burney une douleur que la malade ne peut d'ailleurs pas distinguer nettement de la sensibilité cutanée, car à ce niveau est la limite supérieure du zona.

8 avril 1902. — Depuis cinq jours, la malade a présenté une scène semblable à celles qu'elle a déjà eues plusieurs fois : douleurs dans l'hypocondre droit, sans irradiation à l'épaule droite, vomissements alimentaires, peut-être un léger subictère des conjonctives. Le foie n'est pas gros : la palpation et la percussion sont un peu douloureuses.

Hier soir, dans l'après-midi, la malade a été reprise d'une douleur plus violente qu'auparavant : dans ses efforts violents de vomissements, elle a rendu un peu de sang mélangé de glaires. Cette crise s'est terminée rapidement et la malade n'a même pas pris une potion calmante ordonnée. Ce matin, l'état général est bon, la langue est un peu saburrale, le foie est peu douloureux.

Dans les urines la réaction de Gmelin décèle les pigments biliaires. Au-dessus se voit un léger nuage blanc ressemblant à de l'albumine, précipitable aussi par la chaleur après acidification, mais qui semble se dissoudre dans l'alcool.

11 avril 1902. — Les douleurs persistent moins violentes. L'ictère a disparu. Les urines ne contiennent plus de principes anormaux.

20 mai 1902. — On a dû faire descendre la malade à l'infirmerie, parce qu'elle présente depuis quelques jours des douleurs dans le flanc droit et dans l'épigastre, et une légère teinte subictérique ; en même temps la malade vomit à chaque tentative d'alimentation ; la langue est blanche avec enduit léger. Aujourd'hui après quelques applications continues de glace sur l'hypocondre droit et l'épigastre, les vomissements ont disparu et l'alimentation a pu être reprise.

27 mai. — La température n'est pas tout à fait normale, c'est-à-dire que le soir, malgré le repos au lit, elle touche 37°7. Le flanc droit est encore un peu douloureux ; mais la malade n'a plus vomi et mange avec appétit.

La teinte générale de la peau s'éclaircit.

27 juin 1902. — La malade demande à remonter dans la salle, disant qu'elle se trouve mieux. Il y a encore eu à de grands intervalles un vomissement et la température, sans avoir jamais été élevée, a toujours dépassé 37° depuis le 9 de ce mois. Quand on presse un peu profondément l'hypocondre et surtout le flanc droit, on éveille encore une douleur profonde. Les urines ne contiennent plus de pigments biliaires.

En somme, les poussées inflammatoires et douloureuses sous-hépatiques se sont dissipées avec une grande lenteur. La malade déclare qu'elle se trouve cette fois-ci mieux guérie qu'entre la première poussée d'ictère et la seconde. Dans cet intervalle, en effet, elle n'avait jamais repris l'appétit et les digestions normales.

29 juillet 1902. — On est appelé auprès de la malade qui a

pris des douleurs dans le flanc droit depuis cette nuit. Toutefois elle va moins bien depuis quinze jours à peu près. Actuellement elle déclare ressentir de vives douleurs dans l'hypocondre droit; la pression au niveau de la vésicule est très douloureuse. Il y a eu un vomissement; — pas d'ictère; la température est de 39°.

30 juillet. — La malade souffre toujours beaucoup. Elle dit être plus fatiguée que pour ses attaques antérieures. Elle est inquiète, agitée, mais sans délire. Le facies est pâle, non ictérique, les traits sont un peu tirés, pas de refroidissement des extrémités. La température est de 39°4. La malade a des vomissements fréquents sans caractère particulier. L'exploration est douloureuse au niveau de son hypocondre droit, mais le ventre est assez souple pour que la palpation soit possible partout. On ne sent cependant pas la vésicule.

Le soir, on revoit la malade qui est toujours à peu près dans le même état, mais elle a eu dans l'après-midi un frisson intense. On ne voit pas d'ictère, parce qu'il est nuit, mais la sœur dit qu'il y en avait dans l'après-midi. La malade est toujours très agitée, sans délire. On fait une piqûre de morphine.

31 juillet. — La malade est morte dans la nuit, sans phénomènes particuliers. Toutefois la sœur a constaté *post mortem* un écoulement de sang rouge par la bouche.

Autopsie. — Femme très grasse; les téguments sont nettement ictériques; cet ictère n'est pas foncé, il est jaune clair. Le cathétérisme de la vessie ne donne rien. La vessie ouverte est vide d'urine.

L'autopsie est faite vingt-six heures après la mort.

A l'ouverture de la cavité abdominale, on remarque qu'après l'incision du péritoine, des gaz s'échappent et la paroi s'affaisse.

L'examen de la cavité abdominale montre que le péritoine pariétal est rouge, vasculaire, violacé, avec de nombreux exsudats blanc jaunâtre, qui lui donnent un aspect dépoli.

Les anses intestinales de l'hypocondre droit et de la fosse iliaque droite sont parcourues par des arborisations vasculaires fines et serrées, et par contre les anses de la moitié gauche de l'abdomen ont une pâleur presque normale. Sur ces anses intestinales se voient aussi des exsudats légers.

Il existe dans la cavité péritonéale une forte quantité de liquide roussâtre louche.

Au niveau de l'hypocondre droit, on remarque que l'épiploon est venu se fixer au fond de la vésicule à laquelle il n'adhère qu'assez faiblement. Une traction légère suffit pour le détacher, Cette adhérence de l'épiploon se fait par une petite surface large comme une moitié d'ongle à peine.

Le grand épiploon est arrivé là en se retournant en haut. C'est son bord libre de l'extrémité droite qui vient se coller à la vésicule. Cette petite surface d'adhérence répond à la vésicule au point de jonction avec le bassinet (de Lejars).

La vésicule est très grosse, distendue, déborde le foie de 3 ou 4 centimètres et a une longueur totale de 13 centimètres de son fond à son col. Elle est arrondie, ressemblant assez à une aubergine.

A la palpation, elle est molle et dépressible, et si on songe que la paroi abdominale est doublée d'une épaisse couche de graisse, on comprend que la palpation en soit impossible chez le vivant. Avant son ouverture, la vésicule ne présente pas sa teinte ardoisée et sa transparence.

Elle est blanche en général, parsemée de plaques blafardes. Elle a perdu son vernis. Quand on la tâte avec la pointe du doigt, des parties paraissent amincies, *mais en aucun point elle n'est perforée*. Notamment le point où existait l'adhérence avec le grand épiploon, pour être occupé par un magma puriforme assez épais, ne répond pas lui non plus à une perforation. Les organes avoisinant la vésicule : le duodénum, le côlon transverse et le péritoine de l'arrière-cavité des épiploons n'ont pas été envahis par l'infection ; ils sont libres, de même que l'hiatus de Winslow, dans lequel on introduit le doigt. Les organes étant en place, on distingue le cholédoque, qui est parfaitement visible à travers la lame de l'épiploon gastro-hépatique. On le trouve d'apparence normale, souple, mais à l'ouverture on voit qu'il contient une bile louche. On tâche alors de

cathétériser le cystique, mais il est impossible de passer avec la
sonde cannelée ou avec un stylet. Toutefois cette impossibilité
paraît relever d'un obstacle formé par les valvules normales du
canal et non d'une obstruction pathologique ; car en pressant
sur la vésicule on fait écouler du liquide par le cystique. On
remarque à ce moment qu'il sort aussi des gaz en grande
quantité. On parvient enfin à ouvrir le cystique, dans lequel on
trouve de tout petits calculs biliaires et on arrive dans la vésicule. Celle-ci renferme un liquide brun roussâtre, louche, et
deux calculs assez gros, mais mous, s'écrasant sous une pression
modérée entre les doigts, tout en offrant encore des aspects de
stratification concentrique; ils sont couleur amande grillée. La
paroi de la vésicule, ouverte, est épaissie, de couleur grisâtre,
rugueuse avec de nombreuses plaques verdâtres, d'aspect gangréneux. Il existe entre la paroi supérieure de la vésicule et la
face inférieure du foie une adhérence intime. Une coupe à ce
niveau montre le parenchyme hépatique d'abord sain, puis un
peu altéré au voisinage de la paroi cystique, enfin une nappe,
d'environ 1 cent. 1/2 d'épaisseur, de couleur blanc jaunâtre, de
consistance molle, unissant les deux organes; par endroits,
cette nappe renferme du pus crémeux. Ce tissu qui unit le fond
de la vésicule à la face inférieure du foie, immédiatement en
arrière du bord antérieur du foie, est un exsudat lardacé, semi-
transparent, d'aspect couenneux: il s'agit d'un exsudat périto-
néal inflammatoire de date récente, qui s'est formé autour
d'une petite collection purulente, grosse comme une lentille,
que la coupe décèle au centre de l'exsudat couenneux.

Dans la fosse iliaque droite, de légères adhérences plus marquées au niveau de l'appendice. Là, en effet, on voit des
tractus blanchâtres assez résistants qui unissent l'appendice à
l'iléon et au cœcum et qui lui ont fait prendre une forme en
crosse, la pointe s'étant recourbée sur elle-même Il semble de
plus que la consistance de cet organe soit plus ferme qu'à l'état
normal.

Ces brides appendiculo-iléales sont certainement des adhérences anciennes. Elles forment comme un voile, parcouru de

brides plus épaisses, sous lequel on passe le doigt, qui se trouve alors entre le méso-appendice en arrière et ces adhérences en avant. La moitié inférieure de l'appendice, celle qui est recourbée en crosse, et de laquelle partent les adhérences sus-décrites est blanchâtre.

Les reins n'ont rien de spécial, sauf leur teinte pâle et nettement jaunâtre.

Le foie présente une pâleur générale, puis, çà et là, et notamment à la partie antérieure du lobe droit, sont quelques plaques violacées, mollasses. Incisées, ces parties violacées se vident d'un contenu légèrement hémorragique, mais il n'y a pas d'abcès à proprement parler. Ce n'est pas le foie vert olive ; il n'y a aucun abcès disséminé, visible à l'œil nu, dans le reste de l'organe. En somme s'il y a de l'angiocholite, il n'y a pas d'abcès périangiocholitiques à l'œil nu. Pas de sclérose de l'organe qui, au surplus, présente déjà un degré marqué de putréfaction. Il n'y a pas d'exsudats péritonéaux à la face convexe. D'ailleurs, la péritonite est tout à fait récente. Elle se traduit par des exsudats fibrineux jaunâtres que l'on découvre çà et là entre les anses intestinales, par les arborisations vasculaires des anses occupant la moitié droite de l'abdomen, et c'est tout.

La rate est grosse, sa pulpe est ramollie.

L'estomac est un peu dilaté. A l'ouverture, on remarque, dans la région prépylorique, la présence d'une tumeur de la largeur d'une pièce de 5 francs, molle, encéphaloïde. Sur la face externe de l'estomac, on trouve deux petits ganglions accolés et envahis. On voit au niveau de la petite courbure, sur la partie moyenne, une cicatrice étoilée, sans adhérences à l'extérieur. Les orifices sont libres. La tumeur de l'estomac est très molle. A droite, elle n'atteint pas le pylore ; à gauche, elle ne va pas jusqu'au niveau de cette cicatrice de la muqueuse. Ni la tumeur, ni la cicatrice muqueuse ne donnent de traces sur la face péritonéale de l'organe. Sorti de ces deux ganglions de la petite courbure, il n'y a sur la face postérieure ni péritonite cancéreuse au niveau de l'encéphaloïde, ni brides blanchâtres correspondant à la cicatrice. En aucun point, l'estomac n'est perforé au niveau de l'encéphaloïde.

Le thorax ne présente rien de particulier ; le cœur et les poumons sont normaux.

OBSERVATION II (inédite)

(due à l'obligeance de MM. Péhu et Villard).

G... Clotilde, quarante-deux ans, entre à l'hôpital de la Croix-Rousse le 11 août 1902, dans le service assuré par M. le Dr Péhu.

Son père est mort d'affection indéterminée à la suite d'excès alcooliques ; sa mère est morte à soixante-deux ans d'affection cardiaque.

Elle a eu un frère et une sœur ; cette dernière est morte récemment de néoplasme gastrique.

La malade étant enfant était très délicate, frêle ; toutefois elle n'aurait jamais eu d'affection pathologique digne d'être notée.

Elle a été réglée à onze ans et demi toujours assez régulière-ment jusqu'à ces derniers temps, où les époques surviennent à intervalles irréguliers.

Mariée à dix-neuf ans, elle a eu trois enfants assez bien por-tants et deux fausses couches à deux mois et demi et à trois mois. La malade dit n'avoir jamais rien eu aux parties génitales, ni avoir présenté de céphalée, d'éruptions, maux de gorge, chute de cheveux. Au point de vue éthylique, 1 litre de vin.

Il y a huit ans, la malade reçut un coup de pied de cheval au-dessous du sein droit. Vers la même époque et peu après, elle eut une pneumonie du côté droit. Elle déclare que, pendant toute sa vie, elle a présenté des troubles digestifs ; l'appétit a toujours été médiocre, les digestions étaient lentes et pénibles, souvent il lui arrivait de rejeter ses aliments.

Toutefois, jamais elle n'avait eu de phénomènes douloureux vrais ; ni hématémèses, ni melœna.

Il y a trois ans, elle aurait présenté des douleurs abdominales irradiées dans l'épaule, accompagnées de vomissements à caractère essentiellement bilieux. Un médecin aurait songé à une affection hépatique, jamais il n'y a eu d'ictère.

Le début de l'affection actuelle eut lieu il y a six mois ; la malade a commencé à ce moment à perdre l'appétit ; elle avait un dégoût marqué pour les aliments, surtout la viande et les graisses. Immédiatement après les repas, elle éprouvait une sensation de gêne, de barre au creux épigastrique, ou parfois une douleur modérée. Enfin, depuis, elle n'aurait cessé d'avoir de la diarrhée.

Il y a trois mois, elle commença à vomir. D'abord, depuis huit jours, elle avait éprouvé des douleurs vives irradiées dans tout l'abdomen ; il est impossible de faire préciser à la malade leur point de départ. En tout cas, elle dut rester au lit et, durant ces huit jours, elle ne cessa d'avoir des vomissements à caractère exclusivement bilieux. La malade ne pouvait prendre aucun aliment : l'inappétence était absolue. Jamais il n'y eut d'ictère, ni d'éruption, ni de prurit.

Immédiatement après cette période de huit jours, la malade se mit à avoir, d'ailleurs jusqu'à la date actuelle, des vomissements alimentaires. Elle rejette tout ce qu'elle prend, tantôt immédiatement après l'ingestion, tantôt plusieurs heures après. Les vomissements sont précédés de sensation de pesanteur, de gêne ; il n'y a jamais eu ni hématémèse, ni melœna. L'amaigrissement ne serait pas très notable ; mais la perte des forces est très sensible.

A l'entrée on se trouve en présence d'une femme au teint pâle, nullement ictérique ; la langue est légèrement saburrale. On ne constate pas d'œdème des jambes ; la malade dit n'en avoir jamais eu.

A l'examen de l'abdomen, on remarque qu'il est légèrement tendu ; il y a un peu de voussure de l'hypocondre et du flanc droits.

Ni flot, ni matité dans les flancs ; pas de circulation veineuse complémentaire.

Au palper : dans l'hypocondre droit, le foie dépasse le

rebord costal inférieur ; il est très augmenté de volume ; il atteint par sa limite inférieure une ligne horizontale passant par l'ombilic. A ce niveau on sent son rebord inférieur qui est régulier, mousse et nettement dessiné. Sur la ligne médiane ce rebord passe à un travers de doigt au-dessus de l'ombilic pour se perdre en s'incurvant régulièrement sur le bord des fausses côtes gauches à trois travers de doigt de la ligne mamelonnaire. L'épigastre présente de la voussure ; le palper à ce niveau fait sentir une résistance uniforme.

Dans cette région, on observe de la matité, ainsi que dans l'espace de Traube. La surface du foie ne paraît pas irrégulière ; en tout cas elle ne donne pas l'impression de nodules. Pas d'adénopathie sus-claviculaire ou autre.

La rate est augmentée de volume : quatre bons travers de doigt de matité verticale ; on sent son pôle inférieur au-dessous du rebord costal gauche.

Au thorax : sonorité normale ; la respiration s'entend bien des deux côtés, jusqu'à la base ; on perçoit quelques râles muqueux très discrets aux bases, à la fin de l'inspiration, à la base gauche en particulier : la malade tousse légèrement, pas d'expectoration. Cœur : pointe dans le cinquième espace, sur la ligne mamelonnaire ; bruits normaux, réguliers. Le pouls est régulier, de tension normale ; le nombre de pulsations est de 96. La température est de 38°2. Les urines ne contiennent pas d'albumine.

14 août 1902. — Examen du sang : sur la préparation, il ne semble pas y avoir d'augmentation bien sensible du nombre des globules blancs.

Numération pour 100 : polynucléaires, 76 ; lymphocytes, 10 ; mononucléaires, 13 ; éosinophiles, 1.

L'analyse des urines ne décèle ni sucre, ni albumine, ni pigments biliaires, ni indican ; l'urobiline est abondante.

22 août. — Depuis quelques jours la température s'élève progressivement ; les douleurs n'ont en aucune façon rétrocédé ; la malade accuse toujours des souffrances au niveau du foie. Les vomissements ont repris hier ; et ce matin la malade n'a pu tolérer aucun liquide ; elle se plaint de tousser et d'avoir

une douleur au niveau de l'épaule droite ; le ventre est ballonné, tympanique, douloureux, surtout au niveau de l'hypocondre droit. Les culs-de-sac vaginaux sont douloureux, surtout à droite. Diarrhée persistante, sensation de nausée, langue saburrale. Le pouls est à 128, de tension plutôt forte ; le facies est un peu grippé, les yeux excavés ; léger ictère des conjonctives. Râles fins aux deux bases, avec obscurité à la base droite. M. Villard qui voit ce matin la malade conclut à l'urgence d'une laparotomie.

11 heures du matin. — Sous anesthésie à l'éther, on fait une incision de 15 centimètres de long au niveau de la région de la vésicule biliaire ; pannicule adipeux très accusé.

Le grand épiploon, qui se présente immédiatement, a par places, au voisinage du foie, une coloration jaune verdâtre qui fait présumer qu'il s'agit d'une suppuration en nappe, sans abcès franchement localisé. On trouve du pus entre les anses intestinales ; nombreuses adhérences au niveau du fond de la vésicule et probablement sur le petit épiploon.

On parvient cependant sur la vésicule, et après avoir garni l'orifice de compresses de gaze, on ouvre celle-ci : il s'en échappe du liquide de coloration jaune sale analogue à de la sérosité louche ; ce n'est pas du pus franchement lié.

On trouve quatre calculs, de forme très régulièrement cubique, de 1 centimètre de côté, de couleur jaune marron, très friables.

Le foie est vu facilement ; il est de couleur jaune marron, dur au toucher, avec quelques points saillants lui donnant un aspect clouté. On passe un gros drain dans la vésicule ; on fait un pansement, en laissant à demeure les compresses de gaze, en collerette tout autour de la plaie.

Durée de l'opération : trente minutes.

23 août. — Hier, la journée a été assez calme. Le soir la température était descendue, mais ce matin elle est remontée, 40°2.

Toute la nuit la malade a vomi ; nausées constantes. Douleur persistante dans la région hépatique et sensibilité de la région gastrique. Les lavements restent sans effet. Le pouls est à 130, de tension moyenne; il y a du ballonnement du ventre.

On a fait hier à la malade trois injections de morphine (1 centigramme chaque). Boissons glacées, champagne, etc. La malade meurt sans présenter de phénomène particulier.

La température est restée haute, 40°2 et 40°5. Les vomissements ont continué très abondants jusqu'à la fin.

Autopsie. — 26 août, 8 heures du matin.

Cavité abdominale : Le feuillet pariétal du péritoine est dépoli, surtout au niveau de l'orifice opératoire, nombreuses néo-membranes lâches, de coloration verdâtre. Sérosité louche et sanguinolente dans le petit bassin; nombreux exsudats sur les anses intestinales, dont quelques-unes sont très vascularisées, de teinte congestive. Liquide louche également au niveau du petit épiploon.

Le foie est énorme, couvrant tout l'hypocondre et la région gastrique et touchant presque la rate. Il y a de la périhépatite, quelques néo-membranes lâches, de ci de là sur la face convexe. Le lobe droit est particulièrement saillant. La vésicule biliaire est petite, ratatinée; les parois sont épaisses; tout autour réaction péritonéale. Le canal cystique n'est pas perméable; le stylet est arrêté au niveau de l'embouchure de ce canal dans la vésicule. Le canal hépatique au niveau du hile et le cholédoque dans tout son trajet ont au contraire un calibre parfaitement normal; aucune altération de leurs parois. A la coupe, le foie est de consistance dure, d'aspect clouté, avec, par places, une teinte congestive; dans l'ensemble le parenchyme a une couleur ocre, jaune.

Aucune adhérence au niveau du pylore, pas plus que sur l'intestin dans tout son trajet. On ne note que les néo-membranes infiltrées de pus, molles, de coloration verdâtre, signalées plus haut. L'appendice n'a pas été examiné. L'estomac est sain, macroscopiquement. Les reins sont mous, diffluents, légèrement congestifs.

La rate est volumineuse, très friable, sans aucun tissu de sclérose à la coupe.

Cavité thoracique. — Un peu de liquide à la base gauche ; quelques tractus fibrineux dans la scissure interlobaire. Atélectasie de la base droite. Congestion des moitiés inférieures des poumons ; liquide d'œdème à la partie supérieure. Nombreux ganglions trachéo-bronchiques, avec de l'anthracose.

Cœur normal.

Poids des organes : foie, 3 kilos 200 ; poumons, D. 640 grammes, G. 660 grammes ; cœur, 340 grammes ; reins, 430 grammes chaque ; rate, 370 grammes.

OBSERVATION III (inédite)

Péritonite aiguë sans perforation prise pour une obstruction intestinale et opérée.

Autopsie. — B... Marguerite, femme de quarante-six ans.

Diagnostic clinique. — Coliques hépatiques antérieures, obstruction intestinale, péritonite généralisée ; anus contre nature. Mort quarante-huit heures après l'intervention.

Diagnostic anatomique. — Lithiase biliaire, adhérences anciennes autour de la vésicule par poussées de péritonite partielle. Péritonite généralisée qui probablement a la même origine, avec liquide louche, anses vascularisées et agglutinées par des exsudats abondants. Rien à l'appendice ni aux organes génitaux. Obésité, surcharge graisseuse des viscères. A l'ouverture de la cavité abdominale, on constate des signes de péritonite généralisée ; les anses intestinales, volumineuses par distension, à surface rougeâtre, terne, sont agglutinées par des exsudats de date récente ; de plus elles sont vascularisées d'une façon intense et très distendues par les gaz. On ne trouve pas de liquide louche, ni de pus ; mais dans les parties déclives, des exsudats plus abondants forment un véritable magma agglutinant les organes.

On trouve en outre des adhérences en voie de formation, au niveau de la face antérieure de l'estomac, entre le foie, la rate et le diaphragme et de plus, des adhérences beaucoup plus anciennes et résistantes, à la face inférieure du foie, autour de la vésicule biliaire, l'unissant à la région pylorique, au duodénum, et à l'angle du côlon.

Le foie n'est pas très volumineux, plutôt mou, de coloration jaune pâle, sans surcharge graisseuse, sans cirrhose. Mais le fait caractéristique qu'il présente est une déformation typique et très accusée par le corset : sillon profond le partageant en deux, empreintes des fausses côtes, léger degré de périhépatite à ce niveau. Par le fait de cette déformation, la vésicule biliaire suit le bord inféro-antérieur du foie, qui se relève au-dessus des fausses côtes ; elle présente en outre une direction presque verticalement ascendante, venant faire saillie au-dessus du bord du foie. En l'ouvrant, on constate qu'elle renferme soixante à quatre-vingts calculs, presque tous égaux de forme et de volume, ressemblant tout à fait à des grains de maïs.

Il n'y a pas de cholécystite suppurée ; la bile peu abondante a son aspect normal, les parois de la vésicule ne sont ni scléreuses, ni hypertrophiées. Les canaux biliaires ont leurs dimensions normales ; il ne se trouve pas d'obstruction sur leur trajet.

L'estomac ne présente ni ulcération, ni sténose du pylore, mais il est à noter qu'en un point de la région prépylorique, il existe une adhérence fibreuse très résistante, le fixant à la paroi de la vésicule.

La rate est grosse, molle et diffluente.

Les reins et le pancréas, enveloppés d'une couche adipeuse épaisse, ne paraissent pas altérés, autant que l'on peut en juger, vu leur état de putréfaction avancée.

L'intestin incisé dans toute sa longueur ne présente aucune cause interne ou externe d'occlusion ; il n'y a pas de sténose, pas de brides ou d'adhérence modifiant son calibre.

Nulle part, il n'existe d'ulcération.

Les organes génitaux (utérus et ovaires) sont absolument indemnes : pas de suppuration au niveau des trompes, pas d'adhérences anciennes, pas de néoplasme.

Rien du côté de la région des uretères et des bassinets.

Les organes thoraciques sont sains; à signaler seulement une surcharge graisseuse notable du cœur.

OBSERVATION IV

JACOB (thèse de Paris 1893).

J..., Albert, quatorze ans, est guéri d'une fièvre typhoïde soignée dans le service de M. Sevestre, et il doit quitter l'hôpital dans deux jours, quand il est pris subitement le 13 août d'une douleur du côté droit de l'abdomen au voisinage de l'ombilic, on ne trouve rien dans la fosse iliaque droite; le soir vomissements. T. 37°2.

Le 14 août, la douleur est très vive, la pression est mal supportée du côté droit, mais très haut, au-dessus des fausses côtes, et à ce niveau les muscles sont contracturés. Partout ailleurs le ventre est souple. Opium, glace. Le soir il y a de plus des douleurs lombaires, le facies est plus mauvais, les vomissements ont cessé. T. 38°5. P. 100. Pas de dyspnée.

Le 15 août, vomissements. T. 37°5. P. 150, irrégulier; même état local le soir, la douleur est devenue insupportable, le ventre est ballonné, le facies très mauvais, le pouls petit. On croit avoir affaire à une péritonite généralisée, d'origine appendiculaire avec appendice situé très haut. Laparotomie avec M. Jalaguier qui nous guide.

Incision de 8 centimètres le long du bord externe du droit antérieur. Épiploon épaissi, vascularisé; anses intestinales rouges, dépolies, avec quelques fausses membranes; pus dans le bassin. L'appendice, assez difficile à trouver, est rouge, couvert de quelques fausses membranes, mais ne présente pas de perforation. Il est réséqué. Drainage, pansement.

Pas d'amélioration, le malade meurt dans la journée du 17 août.

À l'autopsie on trouve une cholécystite suppurée.

OBSERVATION V

Gérard-Marchand (*Soc. de chirurgie*, Paris, 1897).

Le 24 mars 1897, j'étais appelé dans le service de mon collègue et ami le Dr Talamon, à l'hôpital Tenon, pour examiner une femme jeune encore (quarante-trois ans) présentant des phénomènes péritonéaux graves. Le ventre ballonné était douloureux, surtout à droite; il existait depuis l'avant-veille des vomissements bilieux, avec des douleurs stomacales très violentes. La température était de 39°8. Le pouls était petit, filiforme. Le facies était grippé et les yeux excavés.

La cause de ces accidents était d'une interprétation difficile.

Les commémoratifs nous fournirent cependant quelques renseignements intéressants :

Depuis trois ou quatre ans, la malade était sujette à des vomissements brusques, survenant deux ou trois heures après le repas et s'accompagnant de douleurs térébrantes au creux épigastrique. Ces crises, auxquelles succède de la courbature. de la fatigue générale, pendant plusieurs jours, se sont répétées à plusieurs reprises.

C'est même pour des accidents de ce genre que le 8 mars elle entre dans le service de M. Talamon : les douleurs intolérables au creux épigastrique, accompagnées de nausées, de vomissements, d'un état saburral de la langue, firent penser à un embarras gastrique : les urines étaient rouges et fortement albumineuses.

Elle était convalescente de ces accidents, devait même quitter l'hôpital le lendemain, lorsqu'elle fut prise brusquement des accidents péritonéaux pour lesquels nous étions consultés.

L'origine de cette péritonite restait incertaine et les trois hypothèses d'appendicite, de perforation de l'estomac, de rupture de la vésicule furent envisagées, sans pouvoir être résolues.

L'indication de l'intervention était des plus nettes et je pratiquai le jour même la laparotomie, après anesthésie à l'éther.

L'incision médiane sous-ombilicale me révèle de suite l'absence de péritonite et l'intégrité de l'appendice iléo-cœcal. L'exploration de l'estomac, par l'incision médiane, prolongée au-dessous de l'ombilic, nous montra que ce viscère n'était pour rien dans la genèse des accidente.

Restait à examiner le foie et la vésicule biliaire. Le foie me parut sain, mais ne pouvant explorer la vésicule biliaire par la voie médiane, je découvris celle-ci par une incision transversale sous-costale branchée sur la partie terminale et droite de la fente médiane.

Je fus frappé de suite et mes aides aussi de la teinte vineuse du foie dans la zone vésiculaire : des adhérences de l'épiploon, de l'intestin masquent la vésicule et donnent à l'ensemble de cette région un aspect rouge, congestif (en raison de la richesse de la circulation). Là devait se trouver le point de départ des accidents, et en effet, après avoir détaché l'intestin et l'épiploon qui ne tenaient entre eux et avec le foie que par des adhérences jeunes, récentes, glutineuses, je sentis une vésicule biliaire volumineuse, tendue comme un ballon prêt à crever. Avant d'aller plus loin, je refermai le péritoine, que j'avais si largement ouvert, dans l'ignorance où j'étais du point de départ de la lésion, ne laissant que l'ouverture suffisante pour agir sur la vésicule biliaire, à savoir la fente transversale.

Cette vésicule, ai-je dit, était si tendue que je redoutais de la voir se crever entre mes doigts et inonder la cavité péritonéale. Ses parois étaient si minces qu'il me parut irréalisable de la fixer par une collerette péritonéale, pour l'ouvrir ensuite par le procédé de la cholécystostomie. L'ouvrir sans avoir protégé le péritoine était plus périlleux encore. Je résolus alors de pratiquer la cholécystostomie en deux temps. Je ponctionnai la vésicule avec un petit trocart et ramenai 250 grammes de pus ; sur l'orifice de cette ponction, je plaçai une pince à mors larges, laissée à demeure, empêchant toute issue du pus dans le péritoine. Avec de la gaze iodoformée, j'isolai le foyer septique de la grande cavité péritonéale et cherchai à avoir des adhérences.

Quarante-huit heures après cette intervention, dans un deuxième temps, j'enlevai la pince obturatrice, ouvris largement la vésicule biliaire, plaçai un gros drain dans son intérieur; il s'écoula une grande quantité de bile mélangée de pus.

Le pansement fut renouvelé tous les jours et c'est dans un de ces pansements, le 27 mars, que je trouvai dans la vésicule un calcul qui a les dimensions d'une noisette. L'examen bactériologique du pus révéla qu'il contenait une énorme quantité de coli bacilles à l'état de pureté.

J'espérais beaucoup de cette intervention, mais malgré une amélioration nette du côté de la suppuration vésiculaire, qui ne donnait plus que de la bile, l'absence complète de péritonite, le retour des garde-robes, le relèvement du pouls, notre opérée restait sous le coup de son infection. La température qui, du 25 au 29, oscillait autour de 39°, atteignait le 29 mars au soir 40°, puis 40°5, pour revenir à 39°. La langue restait sèche, rôtie et les narines fuligineuses : la quantité d'albumine augmentait tous les jours, allait jusqu'à 5 grammes dans les vingt-quatre heures. Un délire tantôt doux, tantôt violent, troublait les nuits de l'opérée.

Nous luttâmes avec toutes nos ressources contre cette infection. Quinze litres de sérum artificiel furent injectés par les veines en l'espace de quinze jours. La désinfection intestinale, les toniques, en un mot tous les soins prodigués ne purent avoir raison de cette infection. Le 7 avril la malade s'éteignait.

Autopsie. — A l'ouverture de la paroi abdominale, on constate qu'il y a quelques adhérences de l'intestin à la paroi au niveau de l'incision opératoire. Mais il n'y a pas trace de péritonite.

Au niveau de la vésicule biliaire, on note que le trajet fistuleux vésiculo-cutané qui permettait le drainage de la cavité est protégé par des adhérences et ne communique pas avec la grande cavité péritonéale. La vésicule est petite, à parois rétractées, très épaisses, et recouverte de fausses membranes. Le foie est de volume normal, dur à la coupe, un peu scléreux. Son poids est de 1.550 grammes.

Les reins ne sont pas augmentés de volume et pèsent 150 et 140 grammes, coloration normale, consistance dure, lésions de néphrite interstitielle. Cœur petit, sans lésions. Rien aux poumons.

Pas d'obstruction, pas de calcul dans les voies biliaires.

·Nota. — Nous avons exposé cette observation bien que l'autopsie n'ait pas révélé de lésions péritonitiques, parce qu'il nous a semblé que les phénomènes présentés par la malade avant l'opération et les traces non douteuses de l'inflammation péritonéale qu'on a trouvées au cours de l'intervention devaient faire penser à l'affection que nous étudions ici. M. Gérard-Marchand qui a exposé cette observation à la *Société de chirurgie* se demande si on a eu affaire en pareil cas à du péritonisme ou de la péritonite et il paraît pencher pour cette dernière. Il est évident qu'en présence des légers exsudats et des quelques adhérences jeunes, glutineuses que le chirurgien a constatés pendant l'opération, on doit penser à une péritonite. On verra par la suite que ce qui caractérise justement la péritonite compliquant l'infection vésiculaire, c'est le peu d'exsudats qu'on découvre dans la cavité péritonéale, malgré la gravité des symptômes généraux. La malade de M. Gérard-Marchand a été guérie de la péritonite généralisée après l'intervention opératoire, mais étant atteinte de brightisme, elle n'a pu supporter l'infection qui n'a pas été éteinte.

OBSERVATION VI

Kehr : Bericht über 197 Gallensteinopérationen... (Archiv für klinic. Chirurg.).

Femme de vingt-deux ans. Entrée: 15 mars 1898. Anamnèse : Le mari de cette femme. le docteur K..., avait écrit ceci : Enfant, elle a été bien portante, puis de douze à vingt ans elle a eu quelques rares douleurs d'estomac avec quelquefois une légère teinte jaune du visage.

Le 7 mai 1897, naissance d'une fille bien portante. Le placenta ne fut expulsé que trois jours après. Après cette expulsion, il y eut des douleurs à forme de coliques à droite de l'abdomen, douleurs dont la cause était douteuse (étaient-elles dues à une collection de la trompe ou étaient-ce des coliques hépatiques?) Séjour au lit, un nombre de semaines normal, pas de fièvre. Terminaison heureuse. Quelques mois plus tard, il y eut accidentellement une douleur assez forte à gauche, mais quatre semaines après les douleurs violentes apparurent surtout à droite. Le professeur Halle cherchait et ne pouvait pas établir de diagnostic précis, bien que les coliques hépatiques fussent présumées. Un nouvel examen fait par le professeur Herff montra que les voies génitales étaient normales. Les accidents douloureux étaient toujours pénibles et fréquents et apparaissaient de préférence la nuit. Un jour, on constata de l'ictère, des urines ictériques, puis dans une selle un calcul, cause de l'obstruction du cholédoque. Une cure à Carlsbad ne donna aucun résultat. Une crise plus pénible eut lieu pendant un séjour à la campagne. Contre tous ces accidents on donna de l'opium et de la morphine, et contre les derniers on pratiqua des injections de morphine.

Actuellement : femme grosse et paraissant bien portante. Cœur et poumons normaux. Ni albumine, ni sucre dans les urines ; la réaction des pigments biliaires n'est pas caractéristique. Le foie dépasse les fausses côtes. Son bord est saillant. L'examen provoque une douleur dans toute la paroi droite et la rétraction musculaire empêche de bien sentir la vésicule biliaire. Cependant on peut voir qu'elle fait saillie sur le bord du foie et dépasse en dehors le muscle grand droit du côté droit. Pendant le séjour de la malade à la clinique on a noté plusieurs accidents douloureux ayant la forme de coliques hépatiques. L'état mental est fortement altéré et offre presque l'aspect d'une psychose.

Température 38°2. Pouls petit et fréquent, 118.

Diagnostic : Cholécystite avec calculs. La fréquence du pouls fait penser à la participation du péritoine à l'inflammation, bien qu'il y ait peu de fièvre ; car celle-ci manque souvent dans les formes septiques de péritonite.

Opération. — À l'ouverture de l'abdomen, l'inflammation

apparaît manifeste. La séreuse de l'intestin est d'un rouge vif; les réseaux vasculaires sont dilatés; autour du foie est une abondante sérosité trouble. La vésicule biliaire s'élève d'un doigt au-dessus du foie; sa séreuse est œdématiée et rouge, aucune trace d'adhérences.

Dans la vésicule, à travers sa paroi qui est très épaissie, on sent une concrétion. Le canal cystique est gros comme un porte-plume de moyenne grosseur. Sa séreuse humide est brillante et est colorée par la bile, de même que le ligament hépato-duo-dénal, qui est tuméfié, à tel point qu'on ne peut voir le cho-lédoque.

Cette inflammation violente prouve d'une façon certaine qu'une infection très marquée doit se trouver dans les voies biliaires. Là, l'inflammation avait pris un caractère phlegmo-neux et, à travers la muqueuse, la couche musculeuse et la séreuse, s'était répandue dans le péritoine. Celui-ci avait perdu son aspect poli.

Je fus porté à croire que, si on peut, par l'élimination du foyer d'infection des voies biliaire, prévenir l'infection généra-lisée du péritoine, on pourrait également par un tamponne-ment après le cholécystectomie, limiter l'infection du péritoine déjà survenue et en éviter le retour. On détache les voies biliaires du foie et après avoir poussé des calculs du canal cys-tique dans la vésicule, on place deux ligatures sur le canal cystique et on sectionne entre ces deux ligatures. La cavité abdominale est séparée, par des compresses de gaze stérilisée, de la plaie du foie et on ferme la partie supérieure de la plaie avec des sutures. Durée de l'opération, soixante-cinq minutes.

Après l'opération, le pouls est petit, 120.

L'état général ne donne aucune inquiétude. J'espère, comme dans les autres cas, avoir arrêté la marche de la péritonite par l'excision des voies biliaires. Mais le soir surviennent d'abon-dants vomissements dans lesquels on constate du sang. Le pouls devient plus fréquent (130-140). La malade parle d'une façon incohérente; elle n'a pas conscience de son état.

Pendant le jour j'ai fait faire trois injections salines, ce qui me paraît très utile dans le traitement de la péritonite. L'état est très inquiétant vers le soir. L'hématémèse persiste. Nous rapportons cela à un trouble de la circulation dans la veine porte.

Le pansement est sec.

Dans la nuit du 18 mars le pouls devient incomptable, les vomissements très fréquents sont brunâtres. Malgré les injections de camphre et de strophantus, la mort survient quelques heures après la perte de connaissance, en présence du Dr K....., à 4 h. 1/2 du matin.

Les parois des voies biliaires sont molles et donnent au toucher la sensation de gélatine; elles sont très fortement œdématiées. La vésicule est remplie d'une sérosité biliaire très trouble et de quatorze petits calculs jaunâtres dont un gros comme une noisette.

Nota. — L'autopsie de la malade n'a pas été faite et on pourrait nous objecter que nous ne sommes pas sûrs que la malade ait succombé à la péritonite surtout étant données les hématémèses qui ont été observées avant la mort. Cependant les symptômes présentés par la malade, l'inflammation du péritoine constatée au cours de l'opération plaident en faveur de la péritonite. Ce sont d'ailleurs les réflexions dont le chirurgien allemand fait suivre son observation qui nous ont décidé à la faire entrer dans le cadre de l'affection qui nous occupe. M. Kehr en effet, malgré l'avis d'autres médecins qui pensaient que la mort était due à une hémorragie consécutive à l'opération, dit qu'il y avait tout lieu de croire que la malade avait succombé à une intoxication profonde de l'organisme, due à l'infection de la séreuse péritonéale.

CHAPITRE III

Anatomie et physiologie pathologiques.

I. — ANATOMIE PATHOLOGIQUE

En présence d'une affection aussi rapide dans son évolution que l'ont montré les observations exposées plus haut,
on pourrait penser que l'autopsie va révéler des lésions ma-
croscopiques considérables; on pourrait s'attendre à trouver
dans le péritoine du pus et des gaz en grande quantité. Mais
il n'en est rien. Il semble que les microbes qui ont passé
dans le péritoine sont tellements virulents qu'ils produisent une infection et une intoxication profondes de l'organisme, avant d'avoir provoqué des exsudats péritonitiques
abondants.

A l'ouverture de la cavité abdominale, ce qui frappe le
plus souvent, c'est l'intégrité presque complète de la séreuse
du côté gauche. Tous les désordres organiques, qui ont
cependant amené des symptômes de péritonite généralisée
se sont effectués du côté droit. A ce niveau, les anses intestinales apparaissent plus ou moins distendues par les gaz,
suivant que l'inflammation a provoqué un degré plus ou
moins grand de paralysie intestinale. La séreuse qui les

recouvre est congestionnée, ses vaisseaux sont dilatés ;
des exsudats blanc jaunâtre et légers paraissant être de
formation récente tapissent çà et là les diverses parties
de l'intestin. Des adhérences lâches, formées de substance
glutineuse, les relient entre elles et aux organes voisins.
Enfin un liquide roussâtre, louche, n'ayant pas véritablement l'aspect du pus, baigne les divers organes situés
dans la fosse iliaque droite et jusque dans le petit bassin,
notamment l'appendice et les organes génitaux, toutes circonstances qui peuvent faire porter un diagnostic erroné,
même après ouverture de la cavité abdominale dans un but
opératoire ou nécropsique. Ce sont là les seules lésions
paraissant être de date récente qu'on trouve chez les sujets
qui ont succombé après avoir présenté les accidents symptomatiques que nous avons observés.

Mais en plus de ces lésions qui révèlent l'inflammation
aiguë de la séreuse péritonéale, il en est d'autres qui paraissent dater d'une époque antérieure à celle où les phénomènes qui ont entraîné la mort se sont déroulés. Ce sont des
adhérences fibreuses, résistantes, reliant les divers organes
entre eux. On en trouve dans la fosse iliaque autour du
cœcum et de l'appendice, et de même que nous l'avons dit
plus haut, elles peuvent faire penser à l'inflammation de
cet organe, comme on a pu le voir dans l'observation IV
(de Jacob). Mais où ces adhérences sont surtout en grand
nombre, c'est dans le voisinage de la vésicule. Elles tapissent cet organe ainsi que la face inférieure du foie, et les
relient au duodénum et au côlon transverse, allant à droite
jusqu'au coude du côlon, même jusqu'au cœcum et à l'appendice, voire même à la dernière portion de l'intestin grêle,
à gauche jusqu'au coude du côlon et au commencement

de l'S iliaque (quoique plus rarement) (Tripier). Ces adhérences anciennes si étendues montrent que le sujet a eu
des poussées de péritonite, localisées autour de la vésicule,
qui ont guéri. La disposition de ces adhérences autour de
la vésicule fait bien voir que c'est dans cet organe qu'il
faut chercher leur cause. Elles sont en effet la conséquence
de la péritonite par laquelle se révèlent toutes les lésions
des organes abdominaux. On les retrouve toutes les fois
qu'on fait l'autopsie de sujets qui ont présenté des symptômes douloureux du côté de ces organes. Cette coïncidence
a permis à MM. Tripier et Paviot de déduire une loi qu'ils
ont formulé de la façon suivante : « Les affections des viscères abdominaux ne donnent lieu à des crises douloureuses
que lorsque le péritoine qui les entoure est intéressé par un
processus inflammatoire aigu ou subaigu ; et la douleur est
d'autant plus vive que l'exsudat liquide est moins abon-
dant (1). » Nous verrons, en effet, à propos de la symptomatologie, que ce n'est pas quand les accidents péritonéaux
aigus et généralisés ont apparu que les malades souffrent
le plus : les accidents douloureux qu'ils ont présentés antérieurement et qui correspondent à la formation des adhérences fibreuses sont beaucoup plus violents. Il est donc
certain qu'en présence des traces de péritonite localisée
ancienne autour de la vésicule, c'est à l'inflammation de
celle-ci qu'on doit attribuer la péritonite. C'est ce qui a
permis dans l'observation III (de M. Bérard) à M. Tripier
d'affirmer que la péritonite aiguë généralisée, qui avait en-
levé la malade, était due à l'infection de la vésicule, sans

(1) MM. Tripier et Paviot: Pathogénie péritonitique de la colique
hépatique et des crises douloureuses épigastriques. (*Semaine médicale*,
28 janvier 1903.)

que pour cela on ait trouvé du pus dans ce réservoir. Les microbes qui ont contribué à la formation des calculs dans ce cas ont pu traverser les parois de l'organe avant d'avoir au préalable provoqué de suppuration. C'est d'ailleurs ce qui arrive pour la péritonite localisée, qu'on retrouve chez les trois quarts des sujets, alors qu'on n'a pas de pus dans la vésicule et même pas de calculs (1).

On voit donc que, du côté du péritoine, à part les adhérences anciennes qu'on trouve, les lésions nouvelles, qui ont cependant entraîné la mort, sont peu importantes. Du côté de la vésicule, on a aussi des lésions différentes suivant les cas. Quelquefois on la trouve avec son apparence presque normale, avec un peu de bile trouble à son intérieur. D'autres fois elle est petite, atrophiée ; ses parois sont sclérosées; on peut voir au contraire ses parois épaissies. Enfin on peut se trouver en présence d'un véritable empyème de la vésicule. Celle-ci a pris alors un volume considérable et est remplie de liquides et de gaz. Ce liquide n'est pas à proprement parler du pus ; il est brun roussâtre, mélangé de bile, et les gaz qu'on trouve en même temps que ce liquide montrent son degré de virulence. La vésicule ainsi dilatée peut laisser percevoir à la palpation des endroits amincis, mais elle ne présente en aucun point de perforation. Ces portions amincies de la paroi correspondent, ainsi que permet de le constater l'ouverture de l'organe, à des ulcérations plus ou moins profondes, mais qui n'ont pas abouti à la perforation. En plus de ce liquide on trouve souvent, mais non dans tous les cas, des calculs. Leur présence ne fait d'ailleurs que montrer plus évidente l'infection de la vésicule,

____

(1) Tripier et Paviot: *Loco cit.*

si on ne trouve pas de pus, ou de bile d'aspect anormal, puisqu'ils sont eux-mêmes une des conséquences de l'infection.

En tout cas, c'est celle-ci qui doit être surtout mise en cause dans la péritonite, la présence de concrétions n'étant qu'un fait de coïncidence, puisqu'on voit la cholécystite sans calcul se compliquer aussi de péritonite. C'est donc très rarement qu'on peut mettre cette complication sur le compte d'une éraillure produite par la migration des calculs, de même que c'est très peu souvent aussi, comme l'ont établi aujourd'hui MM. Tripier et Paviot (1), qu'on doit leur attribuer le syndrome « coliques hépatiques », la péritonite localisée se rencontrant chez tous les sujets ayant présenté les accidents ainsi dénommés, qu'il y ait eu lithiase biliaire ou non.

En plus de ces lésions vésiculaires et péritonéales, on trouve aussi des traces d'infection sur les autres parties des voies biliaires. Des calculs encombrent quelquefois le cystique et le cholédoque ; on peut voir aussi des brides sur ce canal ayant pu produire la rétention biliaire pendant la vie, de même qu'on trouve aussi quelquefois les canaux obstrués par des produits de desquamation épithéliale dus à l'inflammation de la muqueuse.

II. — Physiologie pathologique

Les lésions que nous venons de décrire sont dues à l'invasion du péritoine par les agents virulents qui ont infecté d'abord la vésicule biliaire. Parmi tous les réser-

(1) Tripier et Paviot: *Loco citato.*

voirs organiques, la vésicule offre la disposition la plus
défectueuse, qui la prédispose à la stagnation ; voire même
qu'il y aurait, comme l'enseignent les physiologistes, une
stagnation fonctionnelle intermittente normale entre les
repas, on voit de plus que la partie la plus large, le fond
de la vésicule sur l'homme debout doit souvent se trouver
en situation déclive par rapport à l'orifice de la sortie ; et
pour peu que des inflammations antérieures aient établi des
adhérences anormales de ce fond de la vésicule avec le
côlon tranverse, avec la première portion du duodénum,
adhérences si fréquentes, on voit que tout prédispose ce
réservoir à mal se vider. Il doit alors se passer pour lui
ce qui se produit pour tous les autres réservoirs organiques :
dès qu'il siège le moindre obstacle à leur évacuation par-
faite, leur contenu s'infecte. Peut-être même faut-il ajou-
ter aux causes anatomiques prédisposant à l'infection, les
fonctions éliminatrices du foie, pour certains agents micro-
biens, par l'intermédiaire de la bile. En somme l'observation de tous les jours tend à prouver que la vésicule biliaire
est rarement indemne de tout signe d'infection : outre les
signes d'inflammation périvésiculaire éteinte sur lesquels
MM. Tripier et Paviot (1) ont attiré l'attention, nous en
voulons pour preuve la fréquence de la calculose vésiculaire,
celle-ci devant être rapportée d'une façon de plus en plus
évidente à des infections légères de la vésicule biliaire. Cette
infection pourrait survenir de deux façons, d'après MM. Gilbert et Girode (2) : par voie descendante et par voie
ascendante.

(1) Tripier et Paviot : *Loco citato.*
(2) Gilbert et Girode : Contribution à l'étude bactériologique des
voies biliaires. (*Société de biologie*, 1890.)

L'infection par voie descendante, qui serait due à l'élimination par la bile de microorganismes au cours de maladies infectieuses, n'est pas bien élucidée. Certains auteurs ont pu voir des agents pathogènes éliminés par la bile, mais dans leurs expériences MM. Gilbert et Dominici (1), M. Mignot (2) n'ont pu obtenir le passage dans la bile de microorganismes injectés dans le sang ou sous la peau.

Au contraire la pathogénie de l'infection ascendante est bien connue. « Tout obstacle au déversement de la bile devient une cause d'appel puissante pour les microorganismes contenus dans le duodénum ou la première portion du cholédoque (3). » On sait l'expérience de la ligature du cholédoque au niveau de sa portion infectée déterminant l'ascension des microbes pathogènes par les voies biliaires. Dans ces conditions, l'agent pathogène rencontré le plus souvent est le coli-bacille. « Deux conditions, disent MM. Gilbert et Dominici (4), grande mobilité et extrême abondance, font du bacille d'Escherich le parasite par excellence des voies biliaires. » On trouve aussi d'autres microbes, entre autres le streptocoque pyogène, le staphylocoque doré, le staphylocoque blanc, le bacille d'Eberth. Non seulement on a pu déceler la présence de ces agents pathogènes par le microscope et les cultures, mais les deux auteurs que nous venons de citer ont pu reproduire expérimentalement l'infection des voies biliaires dans la partie du cholédoque considérée comme stérile à l'état normal. M. Mignot a repris ces

(1) GILBERT et DOMINICI : Sur l'infection expérimentale des voies biliaires. (*Société de biologie*, 1894.)

(2) MIGNOT : *Loco citato.*

(3) DOMINICI : *Angiocholites et cholécystites suppurées.* Chapitre Pathogénie. (Thèse de Paris 1894.)

(4) GILBERT et DOMINICI : *Loco citato.*

expériences avec chacune des espèces microbiennes trouvées dans les cholécystites et a fait voir que les lésions étaient à peu près identiques pour chacun de ces agents pathogènes, l'intensité de ces lésions dépendant du degré plus ou moins grand de perméabilité du canal cystique et de la virulence de ces agents (1).

Les maladies infectieuses qui peuvent provoquer l'infection descendante, comme on l'a dit plus haut, peuvent aussi amener cette infection, « en favorisant l'ascension des microbes pathogènes dans le cholédoque, soit par la diminution de la sécrétion biliaire, soit par atonie de la couche musculaire due à l'adynamie profonde de l'organisme et à la distension des parois canaliculaires qui en résulte » (Mignot) (2).

Mais en dehors des cas où la bile est infectée par une des causes dont nous venons de parler, on pensait jusqu'à ces derniers temps que la bile normale était aseptique. C'est qu'en effet, si on ensemence des milieux de culture exposés à l'air par le liquide biliaire, on n'obtient aucun résultat. Mais MM. Gilbert et Lippmann dans leurs récents travaux (3) ont montré qu'il n'en était pas de même si on ensemençait au contraire des milieux de culture à l'abri de l'oxygène ; on obtient alors des cultures très riches en espèces microbiennes anaérobies. Les travaux de ces auteurs leur ont permis de poser les conclusions suivantes que nous ne saurions mieux faire que de reproduire :

« 1° A l'état normal, les voies biliaires, sur la presque

(1) MIGNOT : *Loco citato*.

(2) MIGNOT : *Loco citato*.

(3) GILBERT et LIPPMANN : Du microbisme normal des voies biliaires extra-hépatiques. *(Société de biologie*, séances du 14 juin 1902 et du 31 janvier 1903.)

totalité de leur parcours extra-hépatique, sont le siège d'une abondante flore microbienne anaérobie.

« 2° Ce microbisme latent s'étend de leur embouchure intestinale à leur division en conduits hépatiques, envahissant ainsi le cholédoque, la vésicule biliaire, les canaux hépatiques eux-mêmes, dans leur portion initiale.

« 3° A l'ancienne conception d'une infection biliaire physiologique, aérobie, limitée à la partie inférieure du cholédoque, nous substituons le schéma suivant que, seule, une étude systématique de la bile en anaérobiose pouvait mettre en évidence : l'arbre biliaire présente au point de vue bactériologique, cinq zones successives :

« *a*) Zone classique de l'infection aéro-anaérobie, comprenant l'ampoule de Vater et le tiers inférieur du cholédoque ; *b)* Zone de transition (tiers moyen du cholédoque). Les aérobies disparaissent peu à peu et laissent la place aux germes anaérobies ; *c*) Zone de l'anaérobiose pure (tiers supérieur du cholédoque et vésicule biliaire). Les germes anaérobies stricts existent seuls ; *d*) Zone d'anaérobiose décroissante (origine des canaux hépatiques). Les anaérobies diminuent brusquement et disparaissent ; *e*) Zone de stérilité absolue (canaux hépatiques et voies biliaires intra-hépatiques).

« 4° Les germes aérobies les plus constants (coli-bacille, entérocoque), ne franchissent qu'exceptionnellement la portion moyenne du cholédoque. Les vrais hôtes normaux des voies biliaires sont donc les microorganismes anaérobies. Le Funduliformis et le Perfringens par leur assiduité. occupent une place prépondérante ; après eux et par ordre d'importance, viennent le Fragilis, le Ramosus et le Radiformis. »

Les conclusions posées par ces auteurs font comprendre

maintenant l'excessive gravité de l'infection péritonéale par
le liquide biliaire, connaissant la virulence extrême que
peuvent atteindre les microbes anaérobies. Cette virulence
est bien démontrée par l'étude qu'on a faite des infections
dites putrides. C'est ainsi que Veillon et Zuber (1) ayant
recueilli le pus de diverses affections dont le processus était
nettement gangréneux (otite, gangrène pulmonaire, appendicite gangréneuse, infection des annexes, etc.), ont pu cul-
tiver et isoler diverses espèces anaérobies. Ils ont ainsi
trouvé le Bacillus Perfringens, le Ramosus, etc., tous microbes qui se rencontrént toujours avec une grande prédomi-
nance sur les aérobies dans tous les processus gangréneux
ou putrides. Ces espèces microbiennes existent pour la plu-
part dans la cavité buccale, et probablement dans le tractus
intestinal à l'état normal ; aussi c'est à la faveur d'une
infection ou maladie qu'ils peuvent devenir virulents et provoquer l'infection putride et la gangrène des organes dans
lesquels ils vivent, ou de ceux qu'ils envahissent. C'est ainsi
que MM. Rendu et Rist (2), dans leurs recherches expérimentales sur trois cas de pleurésie putride, signalent le fait
que chacun de leurs malades avait une affection chronique
des poumons (tuberculose, dilatation des bronches), avant
qu'ils n'aient été atteints de leur pleurésie. Leurs travaux
n'ont fait que confirmer les découvertes de MM. Veillon et
Zuber ; les microbes anaérobies ont aussi été prédominants
sur les aérobies ; leur inoculation aux cobayes a déterminé

(1) Veillon et Zuber : Recherches sur quelques microbes strictement
anaérobies et leur rôle en pathologie (*Archives de médecine expérimentale*, 1898).

(2) Rendu et Rist : Étude clinique et bactériologique de trois cas de
pleurésie putride (*Société médicale des hôpitaux*, 3 février 1899).

la mort de ceux-ci avec abcès gangréneux multiples. Au
point de vue clinique, les deux auteurs ont montré l'intensité
des phénomènes infectieux : aspect typhoïde, cyanose,
sécheresse de la langue, diarrhée et albuminurie ; la plèvre
contient du pus à odeur fétide et une grande quantité de gaz
qui refoulent le poumon et le cœur en quelques heures. La
température, au contraire, n'est pas très élevée ; il y a même
de l'hypothermie dans un cas ; elle ne se relève et dépasse
même la normale, que lorsque les phénomènes généraux
s'amendent et que les lésions gangréneuses se cicatrisent.
Des faits semblables ont été rapportés dans une thèse ins-
pirée par M. le professeur agrégé Collet (1).

Si on rapproche les faits que nous venons de signaler des
découvertes de MM. Gilbert et Lippmann, il n'est pas difficile d'expliquer les phénomènes infectieux spéciaux, par
lesquels nous avons vu se révéler la péritonite d'origine
vésiculaire. On voit en effet par les observations précédentes
que les phénomènes infectieux généraux sont rapidement
menaçants, avant que le péritoine ait fortement réagi.

Quant au passage dans le péritoine des microbes contenus
dans la vésicule biliaire, il se fait, comme on l'a montré pour
la fièvre typhoïde, pour les péritonites herniaires, à la faveur
de l'inflammation des parois qui se congestionnent et de la
stase sanguine qui en résulte, en même temps que de la paralysie de la couche musculaire de ces parois. Pour ceux qui
comme nous admettent la pathogénie péritonitique de la
colique hépatique établie par les travaux de MM. Tripier et
Paviot, que nous avons cités plus haut, l'invasion microbienne s'effectuant déjà pour produire la péritonite loca-

(1) Gérard: *Des pleurésies putrides primitives avec pneumothorax.*
(Thèse de Lyon 1900.)

lisée, cause du syndrome coliques hépatiques, la péritonite généralisée ne sera que l'extension d'une inflammation péritonéale déjà existante localement, les germes transsudés étant peut-être devenus plus virulents. Le premier temps de l'affection sera constitué par l'infection vésiculaire et péritonitique qui donne lieu aux phénomènes de coliques hépatiques, le deuxième par l'extension du processus inflammatoire dans toute la séreuse, fait heureusement rare. Pour ceux qui, au contraire, pensent que les coliques hépatiques sont dues à la migration de calculs ou à l'inflammation de la vésicule, la péritonite sera considérée comme une vraie complication, l'inflammation localisée du péritoine n'existant pas toujours, pour eux, dans les cholécystites.

Quoi qu'il en soit, une fois que les microbes ont traversé les parois du cholécyste, les exsudats qui sont le produit de l'inflammation du péritoine étant entraînés en bas suivant la pesanteur, la séreuse est surtout atteinte à droite, et les lésions, bien que donnant des symptômes de péritonite généralisée, sont surtout rencontrées de ce côté.

On voit donc, par les analogies entre ce que l'on sait des inflammations septiques à microbes anaérobies et les derniers travaux de MM. Gilbert et Lippmann, que ces inflammations rapides septiques du péritoine, à point de départ vésiculaire sans perforation, laissent soupçonner qu'elles relèvent d'une pathogénie et d'une physiologie pathologique satisfaisantes dans l'état actuel de la science.

CHAPITRE IV

Symptomatologie.

La péritonite aiguë, généralisée, consécutive à l'inflammation de la vésicule biliaire, sera révélée par deux sortes de symptômes : ceux des antécédents et ceux de la péritonite.

A. — *Symptomatologie des antécédents*. — L'étude des antécédents présente un grand intérêt à cause des nombreuses variétés cliniques qu'ils comprennent. Tout d'abord on pourra retrouver dans les antécédents des malades, des accès de coliques hépatiques francs : la douleur excessive au niveau de la vésicule et ses irradiations dans tout l'hypocondre droit, dans le flanc droit, l'épigastre et l'épaule droite, les nausées et les vomissements alimentaires, puis bilieux et muqueux, la coloration ictérique des urines, puis des conjonctives et des téguments, la décoloration des fèces, enfin quelquefois la constatation dans ces dernières de calculs, de sable ou de boue biliaire. Il est évident que chez un malade atteint de péritonite, et qui a présenté dans sa vie ce cortège symptomatique, l'attention est tout de suite attirée vers l'infection de la vésicule biliaire, puisqu'on sait que la

lithiase biliaire est elle-même due à l'action d'agents pathogènes. La fièvre, observée très souvent pendant les crises
hépatiques, est bien en faveur de cette pathogénie.

Chez d'autres sujets, au contraire, on ne trouve aucun
symptôme qui puisse être qualifié de coliques hépatiques
franches. Ce sont ceux qui, ayant leur vésicule infectée,
et contenant ou non des calculs, font des poussées de péricholécystite légères. Ces lésions se révèlent de plusieurs
façons souvent fort différentes chez le même malade.

La douleur peut se présenter par accès sous forme de
crises intenses, comme nous l'avons vu plus haut. D'autres
fois, au contraire, c'est une douleur profonde, peu intense
mais de persistance très grande ; elle peut d'ailleurs se présenter chez un malade ayant eu des crises avec ictère et dans
l'intervalle de ces crises. Ce qui frappe surtout, c'est son
changement de localisation. La douleur qui s'est montrée
au niveau de la vésicule est localisée quelques jours après à
l'épigastre. Le plus souvent aussi, elle se fait sentir dans
tout le flanc droit et jusque dans la fosse iliaque droite. Elle
correspond aux poussées de péritonite adhésive que nous
avons vu être révélées par les adhérences anciennes qu'on
trouve dans toutes ces régions. Selon que la douleur aura été
maxima au niveau de tel ou tel organe, les divers médecins
qui auront traité le malade auront pensé aux affections de
ces organes. C'est ainsi que certains sujets présentent de
véritables crises gastriques, d'autres, au contraire, présentent des symptômes d'appendicite, et nous verrons plus loin
combien ces symptômes peuvent être une cause d'erreur
pour le chirurgien. On peut même observer les symptômes
de l'inflammation des annexes chez la femme, si l'infection
se transmet jusqu'à la partie du péritoine qui les revêt.

Cependant, généralement, si les malades peuvent avoir des
accidents semblables à ceux dont nous venons de parler, il
est bien rare que certains symptômes ne viennent pas attirer
l'attention du côté du foie. Les poussées de péricholécystites
le plus souvent ne se révèlent pas seulement par de la douleur. Le syndrome coliques hépatiques peut se montrer au
grand complet, même pour une cholécystite sans lithiase.
Les travaux récents de MM. Tripier et Paviot (1) ont bien
montré que chacun des accidents constituant ce syndrome
était dû à des poussées de péritonite localisée. (« Des phénomènes péritonitiques aussi grossiers que ceux du cancer
peuvent constituer à eux seuls des crises analogues aux
crises hépatiques. » Tripier et Paviot.)

Nous avons vu comment des poussées de péritonite localisée peuvent se révéler par une simple douleur plus ou
moins localisée. Quelquefois les malades qui s'en plaignent
présentent aussi un ictère, qui persiste plus ou moins longtemps et qui se montre à différentes reprises, son intensité
étant d'ailleurs souvent peu en rapport avec les autres symptômes. De même on observe aussi des vomissements qui se
présentent sous différents caractères : tantôt muqueux, tantôt bilieux, pouvant même devenir porracés et bien démon-
trer ainsi l'existence d'un processus péritonitique. La fièvre,
en général, ne fait pas défaut ; on la voit apparaître de
temps en temps avec les crises douloureuses.

Donc lithiase biliaire et poussées de péricholécystite avec
leurs symptômes si variés constituent l'ensemble des phénomènes qu'on pourra retrouver dans les antécédents des
malades. Comme nous l'avons déjà dit, tous ces symptômes,

(1) *Loco citato.*

aussi bien le plus souvent les coliques hépatiques franches que les crises douloureuses, soit épigastriques, soit de l'hypocondre droit, survenant chez des sujets qui ne possèdent aucun calcul, sont dus à des poussées de péritonite localisée. Il est donc évident que le péritoine pouvant s'infecter partiellement, il pourra arriver que l'infection se généralise dans la séreuse, par suite de circonstances que nous ne connaissons pas, comme un manque de soins, des mouvements intempestifs, un régime défectueux, un refroidissement, ou toute maladie infectieuse générale ou locale.

B. — *Phase de péritonite généralisée.* — Une fois l'infection généralisée survenue, ce sont les symptômes de la péritonite aiguë septique qui apparaissent rapidement. Ces symptômes se montrent plus ou moins au grand complet, mais la terminaison est la même et la mort arrive très vite sans grand fracas.

Quand la péritonite aiguë éclate, on n'a pas ici, comme dans les cas où elle succède à une perforation vésiculaire, une grande douleur donnant au malade la sensation que quelque chose se déchire. La douleur qui existait en un point de l'hypocondre droit se généralise dans l'abdomen, son maximum d'intensité étant toujours à droite. La palpation de cette région devient impossible. En même temps des frissons peuvent se montrer, le faciès prend l'aspect grippé ; les vomissements se produisent, de bilieux ils deviennent porracés et même fécaloïdes. La constipation est constante : on peut observer de la dysurie et du ténesme vésical. Le ballonnement du ventre peut devenir excessif. Les symptômes généraux sont graves et rapidement menaçants ; la fièvre est vive, continue ou rémittente ; le thermomètre monte de suite à 39°, 40° ; le pouls est petit, filiforme ; la peau est sèche, chaude ; à la période de collapsus, elle devient humide et froide. Enfin la mort arrive, précédée parfois de mouvements convulsifs, de délire ou de coma, le plus souvent sans phénomènes particuliers.

Tel est le tableau classique de la péritonite septique qui peut être la conséquence du passage des microbes de la vésicule biliaire dans la séreuse péritonéale. Mais le plus souvent on verra la péritonite évoluer très rapidement, en un ou deux jours, et cependant ne pas présenter un tableau clinique aussi complet. C'est ainsi que dans l'observation I on voit la malade présenter, après un intervalle de bien-être où elle a pu se croire guérie, une douleur assez violente dans l'hypocondre droit. Elle a un vomissement, la température qui avait été presque normale dans ses attaques antérieures, monte à 39°. Le lendemain la malade se sent un peu plus fatiguée ; elle est un peu agitée, ses traits sont un peu tirés, la température est de 39°4. L'exploration est douloureuse dans son hypocondre droit, mais le ventre reste souple et sans ballonnement notable. La malade présente un frisson intense dans l'après-midi et meurt la nuit suivante sans avoir présenté d'autres phénomènes. On voit donc combien cette péritonite, qui n'est cependant révélée que par peu de symptômes, est grave, puisqu'elle a évolué en deux jours. Cela est bien en rapport avec ce que nous avons dit de la virulence extrême du liquide biliaire, qui a transsudé dans le péritoine. Comme nous l'avons vu, on peut concevoir que les phénomènes qui se passent dans ce dernier cas répondent à une véritable *septicémie péritonéale hypertoxique*.

Dans d'autres circonstances, la péritonite septique peut se montrer avec le cortège symptomatique de l'occlusion intes-

tinale. Les muscles lisses de l'intestin se sont paralysés
grâce à l'inflammation de la séreuse qui les recouvre. C'est
d'ailleurs ce qui produit le météorisme dans la péritonite ;
mais ici il semble qu'il y ait exagération de ce symptôme. On
voit d'ailleurs par l'observation III, qui est un exemple
de ce cas, combien il faut penser à l'inflammation de la
vésicule biliaire, puisqu'on a vu dans cette observation
qu'après laparotomie, on a cherché dans tout l'intestin un
obstacle qui n'y était pas, et après avoir jeté un coup d'œil
sur l'appendice qui était sain, on a fait à tout hasard un
anus contre nature, alors qu'il est bien certain que les symptômes d'occlusion étant dus à la paralysie, aucune intervention ne pouvait être utile.

CHAPITRE V

Diagnostic et indications thérapeutiques.

En présence d'une complication telle que la péritonite
aiguë, le diagnostic précoce de son point de départ est une
des rares chances qui restent de le sauver, pour le patient.
Cependant des cas que nous avons relatés ci-dessus,il résulte
non seulement que le diagnostic d'origine de la péritonite est
difficile, mais encore que dans certaines circonstances, le
diagnostic même de péritonite aiguë peut rester dans le
doute. Nous avons en effet cité des observations où le cortège
de la péritonite aiguë était atténué ; notamment le ballonnement du ventre faisait défaut, et cependant l'affection septique à l'extrême entraînait la mort de la malade en quarante-huit heures. Et, dans ce cas, les personnes du service
non prévenues de la possibilité de l'accident, niaient l'existence de la péritonite aiguë et ne se sont rendues au diagnostic porté que devant l'évidence de l'autopsie.

Dans un autre cas, le diagnostic de péritonite aiguë fut,
au contraire, manqué, semble-t-il, par l'exagération du
symptôme météorisme, puisque le diagnostic porté fut celui
d'obstruction intestinale et la malade opérée comme telle.
Donc le diagnostic de péritonite, dans les cas que nous

disons, est parfois aussi épineux que le diagnostic de la
cause de cette péritonite. Mais il semble, à ce point de vue
là, que l'on rencontre des cas dont la septicité est assez
intense et assez rapide pour tuer le malade, avant que les
lésions anatomiques péritonéales soient devenues évidentes
pour des observateurs qui ne sont pas prévenus de la possibilité des faits que nous étudions aujourd'hui.

Mais le diagnostic qui importe véritablement, celui qui
donnera les indications d'une intervention utile, précoce,
est le diagnostic de l'origine des phénomènes péritonéaux.
Nous ne saurions citer d'exemple plus démonstratif de l'uti-
lité de ce diagnostic que le cas de M. Gérard-Marchand que
nous avons relaté plus haut. Par une intervention très ration-
nellement conduite, l'auteur, guidé par un diagnostic de
péritonite aiguë, constate successivement l'intégrité de
l'appendice et de l'estomac et arrive sur une volumineuse
cholécystite ; elle est ouverte ; la malade tout d'abord va
mieux ; les phénomènes péritonéaux s'éteignent, puis l'infection dont elle était atteinte finit par déterminer la mort,
non plus, semble-t-il, par des phénomènes péritonitiques,
on constate à l'autopsie que ceux-ci ont disparu, mais parce
que porteur d'une néphrite interstitielle, la malade n'a pu se
défendre contre son infection des voies biliaires, qui n'a
jamais été éteinte, même après l'intervention. En somme,
quand on lit l'observation de M. Gérard-Marchand, on voit
se succéder un épisode de péritonite qui cède à l'intervention
opératoire sur la vésicule, puis la continuation d'accidents
infectieux chez une brightique. On peut donc supposer légitimement que dans des circonstances moins défavorables,
l'intervention de l'auteur aurait sauvé la malade. Quoi qu'il
en soit, il est bien évident que le diagnostic de péritonite

aiguë fait, l'opération chirurgicale qu'il comporte exécutée, si le diagnostic de cette péritonite ne vient pas comme complément, le foyer septique sous-hépatique persistant, déversant d'une façon incessante de nouveaux produits septiques dans le reste de la cavité péritonéale, l'intervention chirurgicale a bien des chances de ne pas donner de résultats.

Il faut donc absolument retirer de l'étude des péritonites aiguës d'origine vésiculaire sans perforation une première notion, c'est que leur tableau clinique peut être très atténué pour ne pas en être moins septique, et une seconde notion, c'est que reconnaître leur origine est tout aussi important pour le bien du malade, l'intervention chirurgicale complète et utile en dépendant directement.

Il est des cas en clinique cependant où le diagnostic de l'origine des accidents péritonéaux vient tout naturellement à l'esprit ; ce sont ceux où le syndrome coliques hépatiques avec ictère était en évolution lors de l'éclosion brusque des accidents de péritonite. Dans ces cas-là, le diagnostic de l'origine s'impose, mais le plus souvent, c'est à une perforation qu'on les rapporte. Nous avons vu, d'après l'observation de M. Kehr, que la cholécystite calculeuse, et on peut le soupçonner même sans faits probants, est capable, tout comme la cholécystite suppurée sans calcul, de donner lieu à un moment donné à une péritonite aiguë septique sans perforation. Mais dans ce cas-là encore, il semble que l'origine des accidents péritonitiques s'imposant d'elle-même, l'intervention chirurgicale devrait n'en être que plus précoce, plus rapide, peut-être serait-elle plus utile.

Donc pour se placer sur un terrain clinique, notre chapitre Diagnostic doit comporter deux parties distinctes :

1° Diagnostic des formes à tableau symptomatique atténué de la péritonite aiguë d'origine vésiculaire sans perforation.

2° Diagnostic de l'origine.

1° *Diagnostic des formes à tableau symptomatique atténué de la péritonite aiguë d'origine vésiculaire sans perforation.* — Il est des cas, avons-nous dit, où cette péritonite s'est présentée avec le tableau classique, on peut même dire que ce sont heureusement les plus nombreux. Mais il en est d'autres dont nous avons présenté ci-dessus un bel exemple, où les phénomènes septiques l'emportent d'une façon précoce sur les phénomènes inflammatoires et paralytiques intestinaux ; le tableau de la péritonite s'estompe : il peut même passer inaperçu.

Quand les idées que nous soutenons se seront plus diffusées, quand on aura enfin dépossédé l'appendice au profit de la vésicule, dans la genèse des accidents péritonéaux divers de manifestation et d'intensité, peut-être arrivera-t-on à faire d'une façon plus rapide le diagnostic de ces péritonites si graves et à accidents locaux si atténués. Dans nôtre cas, on ne peut dire que le diagnostic de péritonite aiguë ne fut pas fait, mais par suite de l'éloignement du service, la malade est restée sans être examinée par M. Paviot du samedi au mardi (le Perron est à Lyon un hospice d'incurables éloigné, où les visites ne se font que trois fois par semaine). Or, quand le mardi on lui annonça la mort de cette malade, il affirma la péritonite aiguë, contre les protestations du personnel médical du service, pour lequel le tableau avait été insuffisant à faire soupçonner la péritonite. Sur quoi a-t-on donc pu, dans le cas particulier, affirmer cette péritonite ? C'est surtout sur la notion de la pathogénie péritonitique de la colique hépatique. Cette malade, en effet, avait présenté antérieurement, à plusieurs reprises différentes, des douleurs dans le flanc droit, avec facies grippé, très léger ictère, ventre légèrement ballonné, contraction musculaire de défense à droite, anurie, etc. En somme, c'est beaucoup plus encore avec la notion d'origine que l'on a pu faire le diagnostic de péritonite aiguë, même quand celle-ci avait une symptomatologie très atténuée. C'est en soupçonnant comme complication possible au cours du syndrome coliques hépatiques avec ou sans ictère, la péritonite aiguë, que le diagnostic fut fait.

Il est en somme certain que si l'on attend l'ictère pour faire le diagnostic de cholécystite calculeuse ou non, on trouvera tous les jours sur sa route des surprises en clinique. Etre persuadé que les vestiges d'inflammation péritonique éteinte sont très fréquents sur les cadavres pris en bloc ; être persuadé aussi que c'est la vésicule qui est le plus fréquemment cause de ces inflammations ; savoir que les manifestations symptomatiques de ces mêmes inflammations commencent encore à peine à être connues aujourd'hui ; mais bien se dire qu'en présence d'une péritonite aiguë de cause inconnue, l'origine a beaucoup plus de chances d'être la vésicule que l'appendice. Une fois ces notions admises, il n'y a qu'un pas pour concevoir que, chez un malade qui a offert des accidents douloureux, même sans ictère, de l'hypocondre droit, voire même de la fosse iliaque droite, l'accident péritonitique à symptomatologie atténuée relève de la vésicule et non d'un autre organe. Pour prendre un fait précis comme exemple, nous voyons la malade de M. Gérard-Marchand présenter dans ses antécédents des douleurs dans l'hypocondre droit, pour lesquelles elle a même été soignée plusieurs fois, mais toujours sans ictère. Or, il est bien certain que si l'auteur avait eu la notion que les douleurs dans cette région relèvent d'une inflammation péritonéale et celle-ci, neuf fois sur dix, de l'inflammation vésiculaire, il n'aurait pas hésité, dans son intervention, à aller tout d'abord à la recherche du cholécyste et non de l'appendice. Si, en effet, on a la notion de la fréquence des poussées péritonitiques d'origine vésiculaire bénignes, curables, et si rarement diagnostiquées, on aura par cela même la notion que les infections de la vésicule peuvent sous l'influence d'une virulence plus grande donner lieu à la péritonite aiguë. Et, si en clinique on n'oublie pas ces notions, le diagnostic de la manifestation même atténuée sera beaucoup plus rarement manqué.

2° *Diagnostic de l'origine.* — Cette partie du diagnostic découle directement, on le devine, des considérations que nous venons de faire valoir.

En effet, chez un sujet sur lequel on constate les phénomènes péritonitiques brusques, du fait des idées régnantes actuellement, on pensera tout d'abord à l'origine appendiculaire ; s'il n'y a eu antérieurement aucune crise douloureuse dans la fosse iliaque droite, on cherchera chez le malade un passé gastrique pouvant légitimement faire penser à un ulcus antérieur perforé. Si l'on écarte cette seconde hypothèse, c'est à l'origine appendiculaire que l'on se rattache. Or, l'origine vésiculaire que l'on ne discute presque jamais ou seulement en dernier lieu, ne vient à l'esprit que si le malade a présenté antérieurement des coliques hépatiques avec ictère bien caractérisées. En somme, si l'on songe si rarement à la vésicule comme cause des infections péritonéales, c'est encore parce que l'on n'est pas assez persuadé de la fréquence de celles-ci. Du jour où cette fréquence sera acceptée par tout le monde, nous sommes persuadé que l'origine gastrique d'une péritonite aiguë étant écartée, le premier organe dont le chirurgien vérifiera l'état, pour détruire le foyer originel d'une péritonite aiguë, ce sera la vésicule biliaire et non l'appendice.

Donc on y pensera en clinique quand il y aura eu des coliques hépatiques avec ictère bien avérées dans les antécédents du malade, ou bien encore lorsque la péritonite aiguë éclatera comme complication, dit-on (nous, nous disons comme extension), quand la crise douloureuse avec ictère battra son plein.

Mais le diagnostic originel devient très difficile en l'absence d'ictère actuel ou antérieur. On peut dire que pour diagnostiquer alors cette origine, il faut y penser. Et, si l'on y pense, on peut alors retrouver chez le malade des crises douloureuses, soit dans la région sous-hépatique, soit au creux épigastrique, sans ictère. On pourra chez un autre retrouver, à un moment donné de son existence, une phase pendant laquelle il aura été qualifié de gastralgique, de dyspeptique ; ou bien encore ce même malade aura pu voir certaines de ces crises douloureuses sans ictère qualifiées par tel médecin de coliques appendiculaires, par tel autre de coliques néphrétiques, ou bien une autre crise douloureuse à siège plus élevé aura pu être regardée comme une colique hépatique à forme fruste. En somme, c'est par ces antécédents douloureux, paroxystiques, sans ictère, à formes gastralgique, appendiculaire, hépatique même, que l'on sera mis sur la voie de l'origine d'une péritonite dont la cause échappe.

Mais en l'absence de ces antécédents, ou bien le malade et son entourage n'étant pas en état de les fournir, avec les idées admises actuellement, le chirurgien n'hésitera pas dans son intervention à rechercher la cause du côté de l'appendice. S'il ne trouve autour de lui aucun exsudat, s'il ne le voit pas turgescent, vascularisé, il pourra bien être conduit naturellement à rechercher du côté de la vésicule biliaire la cause de l'infection péritonéale. On voit, en effet, par la thèse de Vergriete (1), le mémoire de M. Adenot (2), la thèse de Dreyfuss (3), que de plus en plus on songera à ce que l'on appelle l'erreur de diagnostic entre l'appendicite et la cholécystite. Mais supposons que le chirurgien intervenant trouve des exsudats autour de l'appendice, il pourra se déclarer satisfait et son intervention suffisante, quand il aura réséqué l'organe et drainé la fosse iliaque droite. Et cependant si le point de départ de l'infection péritonéale est la vésicule, la propagation naturelle de haut en bas vers les parties déclives de la cavité abdominale accumulant naturellement le maximum d'exsudats vers la fosse iliaque et à droite, on conçoit que trouver un **appendice enflammé**, cela ne veut pas dire qu'il soit primitivement en cause. On doit donc conclure de ces considérations que, dans le cas de péritonite aiguë ou lors de la laparotomie, lorsque le chirurgien trouve l'appendice porteur de signes d'inflammation sans perforation, il devra ne pas considérer son intervention comme définitive, s'il n'a pas vérifié l'état de la vésicule biliaire.

(1) VERGRIETE : *Causes d'erreur dans le diagnostic de lithiase biliaire.* (Thèse de Paris 1899.)

(2) ADENOT : *loco citato.*

(3) DREYFUSS : *Diagnostic différentiel de la cholécystite et de l'appendicite.* (Thèse de Lyon 1902.)

Une autre origine dont le diagnostic mérite d'être signalé,
aussi, est celle des organes génitaux internes de la femme.
Avant que la mode médicale fut à l'appendicite, c'est la
trompe et l'utérus qui étaient incriminés dans les accidents
inflammatoires péritonéaux dès qu'il y en avait la moindre
apparence. Or en dehors d'accidents infectieux liés à la
puerpéralité, ou des cas de métro-salpingite aiguë d'origine
blennorragique, il est bien certain qu'on ne doit pas songer
à une telle origine. Nous n'insistons pas plus longuement
sur ce point particulier, car l'origine génitale d'une péritonite aiguë paraît tellement nette dans les cas où elle doit
être admise, qu'il n'y a pour ainsi dire pas lieu en clinique de la discuter avec les autres origines de l'affection.

CONCLUSIONS

I. — Au cours de la cholécystite calculeuse ou non calculeuse il est possible de voir éclater une péritonite suraiguë
septique plus ou moins généralisée, sans perforation de la
vésicule.

II. — Cliniquement les péritonites de cette sorte peuvent
se présenter parfois malgré leur caractère très septique et
leur gravité avec un tableau symptomatique assez atténué.

III. — D'autres fois le tableau est celui de la péritonite
aiguë par perforation.

IV. — Le diagnostic, soit de la péritonite, soit de son origine, repose sur la notion capitale qui suit : la colique
hépatique avec ou sans ictère est toujours fonction de péritonite à un degré variable.

V. — Le traitement rationnel est basé sur le diagnostic
de l'origine de cette péritonite ; les chances d'une intervention utile reposant, semble-t-il, autant sur la suppression du
foyer septique vésiculaire que sur le traitement de la péritonite aiguë elle-même.

BIBLIOGRAPHIE

ADENOT. — La cholécystite à forme d'appendicite (*Lyon médical*, 17 et 24 février 1901).

DIEULAFOY. — Précis de pathologie interne ,article Péritonites, t. II, p. 838.

DOMINICI. — Angiocholites et cholécystites suppurées, chap. Pathogénie (Thèse de Paris, 1894).

DREYFUSS. — Diagnostic différentiel de la cholécystite et de l'appendicite (Thèse de Lyon, 1902).

DUPRÉ. — Article Péritonites in traité de médecine de Brouardel et Gilbert, t. IV, p. 801.

GÉRARD. — Des pleurésies putrides primitives avec pneumothorax (Thèse de Lyon, 1900).

GÉRARD-MARCHAND. — *Société de Chirurgie*, séance du 21 avril 1897.

GILBERT ET DOMINICI. — Sur l'infection expérimentale des voies biliaires (*Société de Biologie*, 1894).

GILBERT ET GIRODE. — Contribution à l'étude bactériologique des voies biliaires (*Société de Biologie*, 1890).

GILBERT ET LIPPMANN. — Du microbisme normal des voies biliaires extra-hépatiques (*Société de Biologie*, séances du 14 juin 1902 et du 31 janvier 1903).

GUINARD. — Article Péritonites in traité de chirurgie de Le Dentu et Delbet, t. VII, p. 246.

JACOB. — Contribution à l'étude de l'appendicite (Thèse de Paris, 1893).

KAUFFMANN. — Le syndrome coliques hépathiques, étude pathogénique et clinique (Thèse de Paris, 1900).

KEHR (Hans). — Anleitung zur Erlernung der Diagnostik der Cholelithiasis, 1899, Fischer. Berlin.

KEHR (Hans). — Bericht über 197 Gallensteinoperationen... (*Archiv für klinic. Chirurg.*, 1899).

LONGUET. — Traitement chirurgical de l'angiocholécystite non calculeuse (Thèse de Paris, 1896).

Mignot. — Recherches expérimentales et anatomiques sur les
       cholécystites (Thèse de Paris, 1896).
Mossé. — Accidents de la lithiase biliaire (Thèse d'agrégation,
       Paris, 1880).
Nothnagel. — *Encyclopédie*.
Rendu et Rist. — Etude clinique et bactériologique de trois cas de
       pleurésie putride (*Société médicale des hôpitaux*, 3 février
       1899).
Tripier et Paviot. — Pathogénie péritonitique de la colique hépa-
       tique et des crises douloureuses épigastriques (*Semaine
       médicale*, 28 janvier 1903).
Veillon et Zuber. — Recherches sur quelques microbes strictement
       anaérobies et leur rôle en pathologie (*Archives de médecine
       expérimentale*, 1898).
Vergriete. — Causes d'erreur dans le diagnostic de lithiase biliaire
       (Thèse de Paris, 1899).